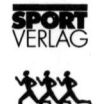

Dr. Klaus-Jürgen Hempel

Gut zu Fuß
durch Gymnastik

100 ganz spezielle Übungen
für Beine und Füße

Fotografiert von Klaus-Dieter Fahlbusch

Sportverlag Berlin

ISBN 3-328-00523-4

© Sportverlag GmbH Berlin 1992
Erste Auflage
Einband: Theodor Bayer-Eynck
Einbandfoto: Transglobe Agency/Self Magazine
Printed in Germany
Satz: IBV Satz- und Datentechnik GmbH, Berlin
Druck und Binden: Graphischer Großbetrieb Pößneck GmbH
Ein Mohndruck-Betrieb

Inhalt

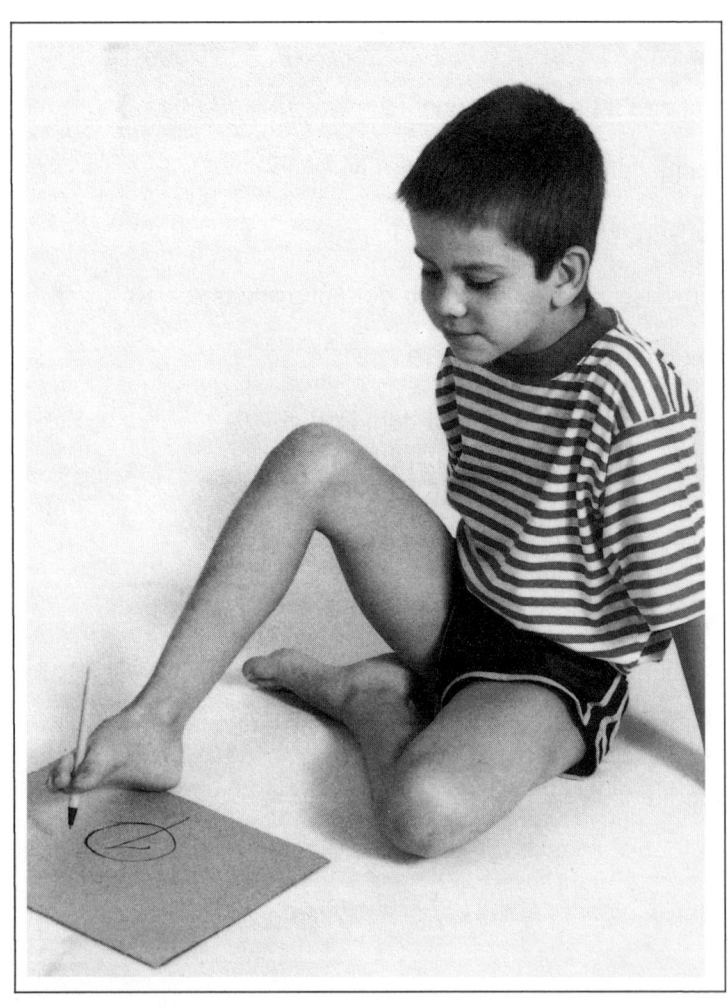

Vorwort

Häufig werden Fußbeschwerden nicht ernst genommen oder sogar verdrängt. Das ist eigentlich völlig unverständlich, beruht doch der größte Teil der Bewegungen auf der Funktionstüchtigkeit von Beinen und Füßen. Ob beim Stehen, Gehen, Laufen oder Radfahren – ständig sind sie im Einsatz. Wird nicht kontinuierlich etwas dafür getan, Beine und Füße fit zu erhalten, bzw. wird nicht gezielt etwas gegen auftretende Beschwerden unternommen, sind Schädigungen unabwendbar. Und wer seine Füße zudem noch in unbequemes, aber angeblich modernes Schuhwerk pfercht, der erwirbt damit gewissermaßen eine Garantie für schmerzliche Folgen.

Gehen Sie in Ihrem eigenen Interesse verantwortungsbewußt mit Ihren Füßen um. Möglichkeiten bieten sich in Hülle und Fülle, eine unkomplizierte und dabei höchst wirkungsvolle zeigt Ihnen dieses Buch. Es enthält Anregungen für eine Fußgymnastik, mit der sich Schäden verhindern und Beschwerden lindern lassen.

Aus der Vielzahl der Übungen können Sie sich Ihre „eigene" Gymnastik zusammenstellen. Knappe Ausführungsbeschreibungen, gekoppelt mit instruktiven Fotos machen die vorgestellten Übungen leicht nachvollziehbar.

Erwarten Sie aber bitte keine Soforthilfe. Erst durch regelmäßiges Üben, am besten mindestens zehn Minuten täglich, wird sich ein Erfolg einstellen. Das ist wohl kein zu großer Aufwand im Verhältnis zu den Leistungen, die Beine und Füße laufend vollbringen müssen. Außerdem werden Sie sicher viel Spaß an der Fußgymnastik haben, zumal sie sich nahezu überall und ohne größeren Geräteaufwand ausführen läßt und die ganze Familie einbezogen werden kann und sollte.

Viel Erfolg und Freude beim Üben wünschen Autor und Verlag.

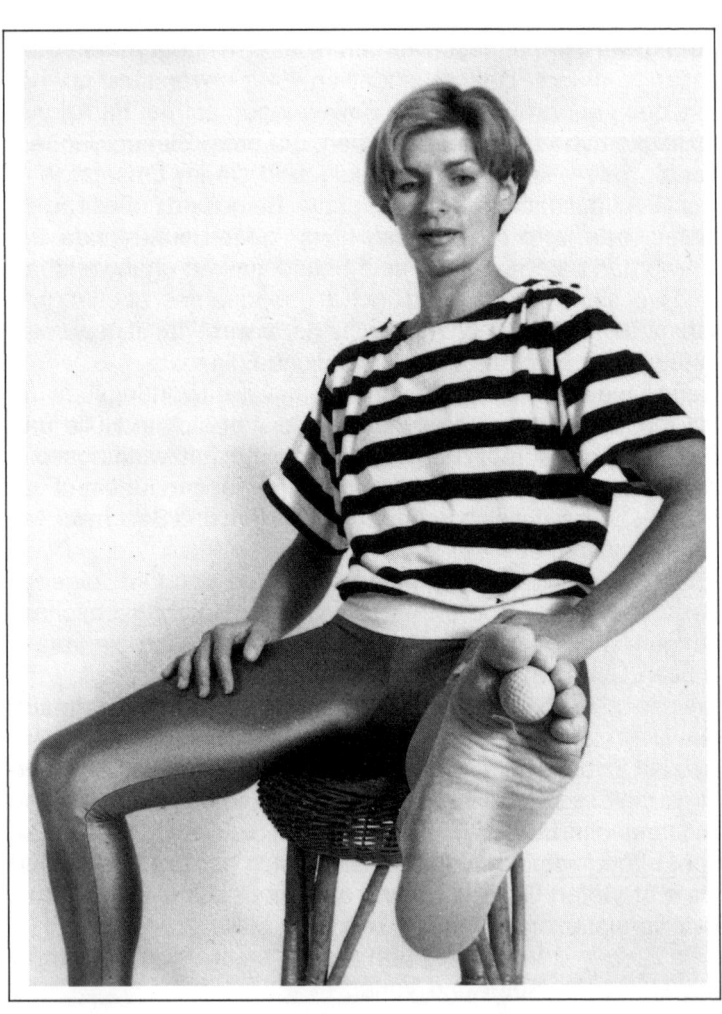

Gut zu Fuß durchs Leben

Anatomisch gesehen hat der Mensch dafür die besten Voraussetzungen. Über 95 Prozent aller Neugeborenen kommen mit gesunden Füßen zur Welt. Lediglich zwei bis drei von 100 Kindern werden mit Fußschäden geboren, eine verschwindend kleine Zahl also. In den ersten Lebensjahren verschlechtert sich die Beschaffenheit der Füße dramatisch. Aus dem von der Natur sehr gut ausgestatteten Greif-, Stütz- und Bewegungsorgan wird häufig ein Fuß mit unbeweglichen und eng aneinandergepreßten Zehen.

Schon Kinder im Alter von fünf bis sechs Jahren sind oft nicht mehr in der Lage, die Zehen zu spreizen. Sie haben es einfach verlernt, ihre Zehen natürlich und ungehemmt spielen zu lassen. Noch viel schlimmer ist die Situation bei Jugendlichen und Erwachsenen. Untersuchungen belegen, daß bei über der Hälfte aller Menschen Verkürzungen von Muskeln, Sehnen und Bändern im Fußbereich auftreten und Geschmeidigkeit und Elastizität der Füße sowie die Beweglichkeit der Fußknochen untereinander entscheidend verschlechtert sind. Die Folgen: Störungen in der Statik der Fußgelenke und verminderte Tragfähigkeit der Füße. Neben Fußschwächen können sich Knick-, Senk- oder Spreizfuß entwickeln. Hohe Belastungen, wie sie beim Stehen, Gehen, Laufen oder Springen auftreten, werden von solchen Füßen nur ungenügend abgefangen. Es kommt zu einer allgemeinen Fußsenkung, was zur Verminderung der Federkraft der Füße führt. Somit müssen zunehmend Kniegelenke und besonders Wirbelsäule als „Stoßdämpfer" fungieren, wofür sie in dem Maße aber gar nicht konstruiert sind. Vor allem die Wirbelsäule reagiert empfindlich auf solche permanenten Über- bzw. Fehlbelastungen. Haltungsschwächen und der leider vielen Menschen bekannte Kreuzschmerz haben also ihre Ursache oftmals in geschädigten Füßen. Sehr

ernstzunehmende Anzeichen für eine verminderte Leistungsfähigkeit der Zehen-, Fuß- und Beinmuskeln sind Schmerzen
in Fußgewölbe, Fußrücken oder in der Knöchelgegend, die
mitunter bis ins Kniegelenk, in die Hüfte oder ins Kreuz aus-
strahlen.

Selbst, wenn Sie bisher noch keine Fußbeschwerden haben,
sollten sie hin und wieder prüfen, ob die Fersen „abknicken"
und die Zehen sowie der Fuß beweglich sind. Kontrollieren Sie
auch bei Ihren Kindern. Abweichungen sollten immer Anlaß für
einen Arztbesuch sein. Dieser wird entscheiden, ob und wel-
che Maßnahmen einzuleiten sind. Eine ganze Reihe von
Formveränderungen und Funktionsstörungen sind krankhaf-
ter Art und bedürfen ärztlicher Behandlung.

Je eher die Schwächen oder gar Schäden erkannt werden,
desto größer sind die Chancen, sie zu reparieren bzw. zu min-
dern. Vor allem im Kindesalter ist die Formbarkeit des Fußes
noch groß. Bequemes Schuhwerk, häufiges Barfußgehen und
die systematische Stärkung, Dehnung und Lockerung der
Fuß- und Beinmuskeln durch gezielte Übungen sind die besten
Voraussetzungen für eine gesunde Entwicklung des Fußes.

Normalfuß oder Fußveränderung?

Die meisten, denen der Arzt eine Fußschwäche bescheinigt, sind sehr erstaunt: „Das kann nicht sein! Ich habe doch gar keine Beschwerden!" Aber bedenken Sie bitte, Schmerzen sind höchste Alarmzeichen. Sie *können* auftreten, müssen jedoch nicht.
Der Unterschied zwischen Normalfuß und Fußveränderung ist nicht sofort für jeden zu erkennen, zumal sich Fußveränderungen nicht von einem Tag zum anderen ergeben.

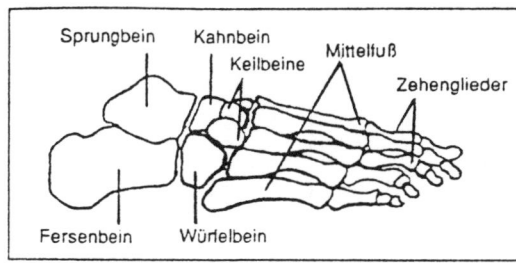

Bild 1
Die Knochen des Fußes (schematische Darstellung)

Zum besseren Verständnis sei hier der Aufbau des Fußes kurz erklärt (vgl. Bild 1): Der Fuß besteht aus 26 Knochen und ist vergleichbar mit einer Gewölbekonstruktion, die gestützt wird von den drei Pfeilern *Ferse, Großzehen-* und *Kleinzehenballen.* Entsprechend der Anordnung der Auflagen unterscheidet man zwei Längs- und ein Quergewölbe. Während sich das innere Längsgewölbe von der Ferse zum Großzehenballen zieht, verbindet das äußere Längsgewölbe Ferse und Kleinzehenballen. Zwischen Groß- und Kleinzehenballen liegt das

11

Quergewölbe. Gesichert werden die drei von zahlreichen Muskeln, insbesondere den langen und kurzen Zehenbeugern und den Wadenmuskeln, sowie von Bändern. Die Form der Gewölbe ist abhängig von der Leistungsfähigkeit der sie umgebenden Muskeln und Bänder. Je kräftiger beispielsweise die Zehenbeuger sind, desto besser sind die Längsgewölbe ausgebildet.

Ein flaches, bei Belastung leicht nachgebendes Längsgewölbe ist das äußere Kennzeichen für einen **Senkfuß** (Bild 2).

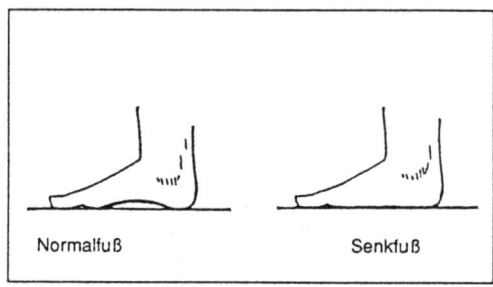

Normalfuß   Senkfuß

Bild 2

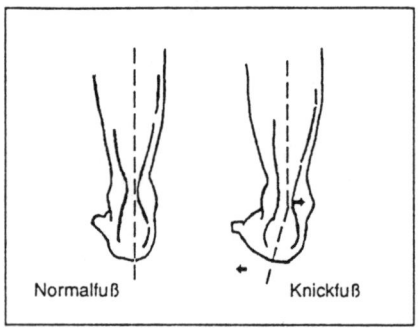

Normalfuß   Knickfuß

Bild 3

Bei einer Knickung des Fersen- oder Sprungbeines spricht man von einem **Knickfuß** (Bild 3). Hat sich das Quergewölbe abgesenkt, handelt es sich um einen Spreizfuß. In diesem Fall stehen die Mittelfußknochen fächerförmig auseinander, der Vorderfuß ist sehr breit (Bild 4). Die Hauptlast des Körpers ruht auf dem zweiten und vierten Mittelfußkopf. Schwielenbildung an diesen Stellen ist eine häufige Folge.

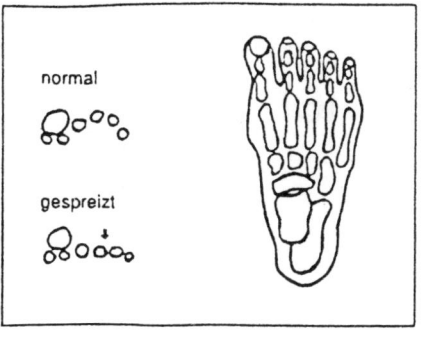

normal

gespreizt

Bild 4
Die Stellung der Knochen
bei einem Spreizfuß
(schematische Darstellung)

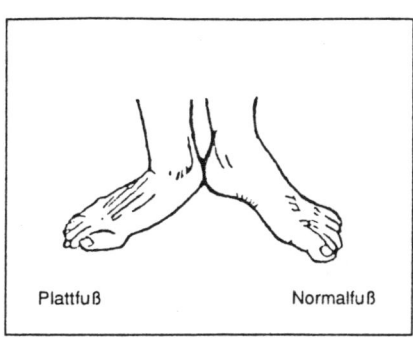

Plattfuß   Normalfuß

Bild 5

Häufig treten die verschiedenen Fußveränderungen gleichzeitig auf. Man spricht dann von einem **Plattfuß** (Bild 5). Das Körpergewicht ruht in diesem Fall auf der ganzen Sohle.

Wie fit Ihre Füße sind, können Sie am besten in der Bewegung beurteilen: Wird der Fuß auf der ganzen Sohle aufgesetzt, ist jeder Schritt zu hören. Die Fuß- und Beinmuskeln sind dann zu schwach, der Fuß ist nicht elastisch genug und zu unbeweglich.

Fußveränderungen haben Ursachen

Diese müssen aber erst einmal erkannt werden, bevor sie beseitigt werden können.

Prüfen Sie zuerst Ihre Schuhe: Haben Sie sich die Schuhe gekauft, weil sie modisch chic oder weil sie bequem sind? Sehr oft ist ersteres ausschlaggebend. Aber gerade ans Praktische sollten Sie zuerst denken! Enge, unbequeme Schuhe aus luftundurchlässigem Kunstleder mit hohen Absätzen (höher als 5 cm) und kaum beweglicher Sohle sind geradezu Gift für die Füße. Sie behindern eine natürliche Bewegung und eine ausreichende Durchblutung. Oft bemerkt man die schlechten Eigenschaften seiner Schuhe jedoch gar nicht oder erst, wenn sich bereits Schwielen und schmerzhafte Druckstellen gebildet haben.

Großen Einfluß hat auch der Untergrund, auf dem man sich tagtäglich bewegt, auf die Formung der Füße. Vielstündiges Gehen auf hartem Boden wie Beton und Asphalt ist eigentlich zu viel für die Fußmuskeln. Entlastungen sind dringend notwendig. Möglichst häufig sollten Sie barfuß gehen. Dabei können die Muskeln frei spielen und werden die Gelenke kräftig durchgewalkt. Durch Gehen auf weichem Untergrund wie Rasen oder Sand schonen Sie Fußgewölbe und Gelenke.

Prüfen Sie Ihren Gang, denn auch ein falscher Fußaufsatz beim Gehen, Laufen und besonders beim Springen kann zu Überlastungen und Schädigungen führen. Die Landung bei jedem Schritt sollte möglichst weich sein; dazu darf die Ferse nur flüchtig aufgesetzt werden und muß das Abrollen über den ganzen Fuß bis hin zum Ballen rasch erfolgen. Ein gesunder Gang ist daran zu erkennen, daß er locker federnd wirkt und nahezu lautlos ist.

Den größten Einfluß auf die Leistungsfähigkeit der Füße haben die Muskeln. Für gut ausgebildete Fuß- und Beinmuskeln, die in der Lage sind, das Körpergewicht abzufangen, ist zielgerichtetes, regelmäßiges Üben erforderlich. Nutzen Sie die nachfolgenden Angebote zum Zusammenstellen Ihrer individuellen Fußgymnastik.

Lassen Sie möglichst keine Gelegenheit verstreichen, etwas zur Entwicklung der Muskeln zu tun. Beispielsweise könnten Sie den Weg zum Bus oder Auto mit betont federnden Schritten zurücklegen. Benutzten Sie nicht immer den Fahrstuhl; Treppensteigen regt nicht nur den Kreislauf an, sondern kräftigt auch die Fuß- und Beinmuskeln. Selbst am Schreibtisch oder vorm Fernseher lassen sich einige Übungen durchführen.

Übrigens sollten Sie, sobald Sie nach Hause kommen, die Schuhe ausziehen. Stecken Sie Ihre Füße anschließend aber nicht gleich in Hausschuhe oder Pantoffeln, sondern lieber in dicke Socken.

Hinweise zur Durchführung der Fußgymnastik

● Sie sollten täglich mindestens 10 bis 20 Minuten üben. Absolvieren Sie in dieser Zeit etwa 10 bis 15 Übungen derartig intensiv, daß Sie das Üben als Anstrengung empfinden. Nur so kommt es tatsächlich zu einer Dehnung bzw. Kräftigung der Muskeln. Steigern Sie Umfang oder Wiederholungsanzahl allmählich.

● Achten Sie darauf, daß Sie bei Übungsbeginn warme Füße haben. Durch Ausschütteln der Beine, ein kleines Tänzchen nach flotter Musik oder ein heißes Fußbad, werden „Eisbeine" rasch warm. Eine Bürstenmassage kann die Durchblutung der Füße ebenfalls fördern: Beginnen Sie an der Fußsohle mit kräftigen streichenden Bewegungen, und setzen Sie diese über den Fußrücken fort bis zum Unterschenkel. Sie verstärken den Erwärmungseffekt noch, wenn im Anschluß an das Bürsten die Fuß- und Wadenmuskeln mit beiden Händen kräftig massiert werden.

● Beginnen Sie die Fußgymnastik immer mit einem lockeren Ausschütteln der Füße. Daran schließen sich Dehnungs- und Kräftigungsübungen an. Beenden Sie die Gymnastik wiederum mit Ausschütteln oder einer leichten Massage.

● Die Übungen sind fortlaufend numeriert. Je höher die Übungsnummer, desto schwieriger bzw. anspruchsvoller die Übung.

● Üben Sie nach festgelegten Programmen, das ist besonders effektiv. Zwischen den einzelnen Übungen sollten Sie kurze Pausen einlegen, in denen Beine und Füße ausgeschüttelt werden.

● Die Angaben zur Belastung (Wiederholungsanzahl, Dauer) sind allgemeine Richtwerte. Fassen Sie diese bitte als Empfehlungen auf.

16

● Alle Übungen sind barfuß zu absolvieren. Schuhe und Strümpfe hemmen das natürliche Bewegungsspiel.

● Tragen Sie während der Gymnastik eine lockere, nicht beengende Sportkleidung.

● Beziehen Sie in die Fußgymnastik die ganze Familie mit ein. Dann macht das Üben noch mehr Spaß. Außerdem ist es wichtig, daß vor allem die Kinder rechtzeitig an eine gesunde Lebensweise gewöhnt werden.

● Bei richtiger Ausführung der Übungen dürften keine Schmerzen auftreten, es sei denn, mit Ihren Füßen ist etwas nicht in Ordnung. Dann sollten Sie aber einen Arzt aufsuchen.

Übungen zur Auswahl

Übungen im Sitzen auf dem Boden

Ausgangsposition: Strecksitz, ein Bein angestellt
Bewegungsaufgabe: Gleichzeitiges und gegensätzliches Bewegen von zwei Zehen mit den Händen
Belastung: 10 bis 15 Sekunden
Hauptwirkung: Dehnung der Zehen- und Fußmuskeln, Verbesserung der Zehenbeweglichkeit

1

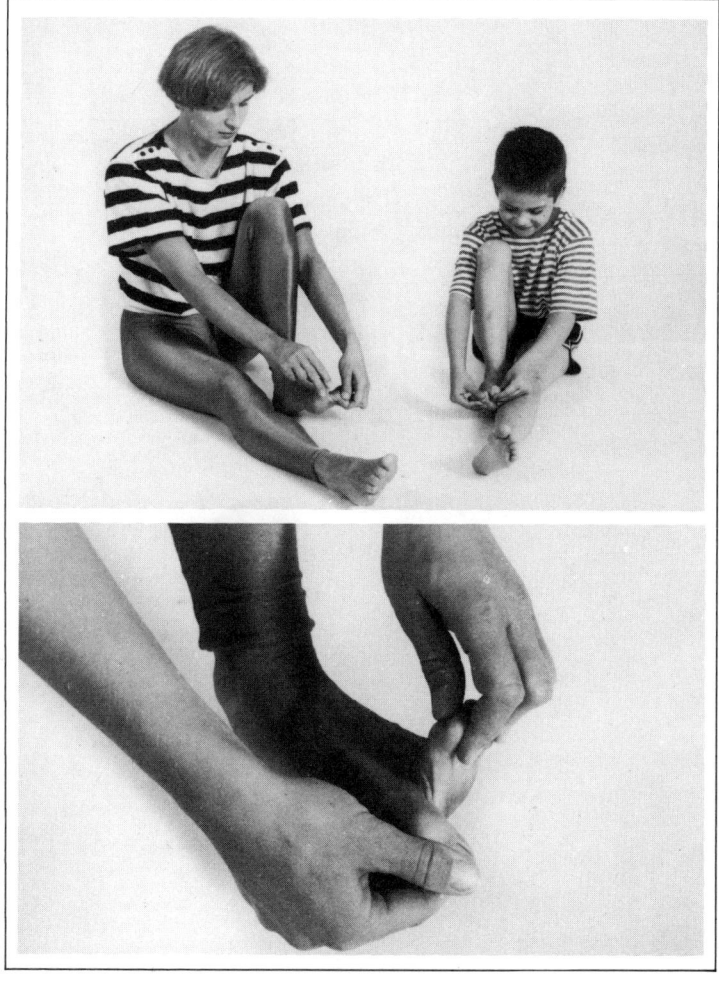

19

Übungen im Sitzen auf dem Boden

Ausgangsposition: Sitz, beide Beine angestellt
Bewegungsaufgabe: Gleichzeitig oder wechselseitig die großen
                       Zehen mit den Händen bewegen
Belastung: 10 bis 15 Sekunden
Hauptwirkung: Verbessern der Spreizfähigkeit der großen
                       Zehen

2

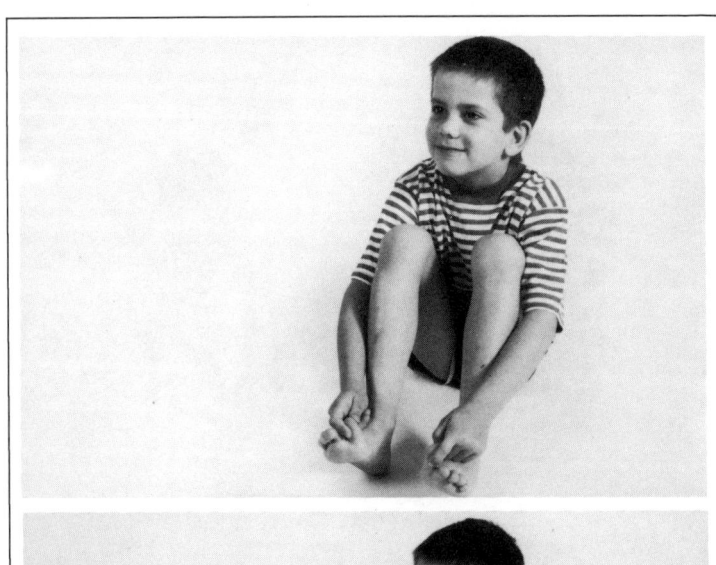

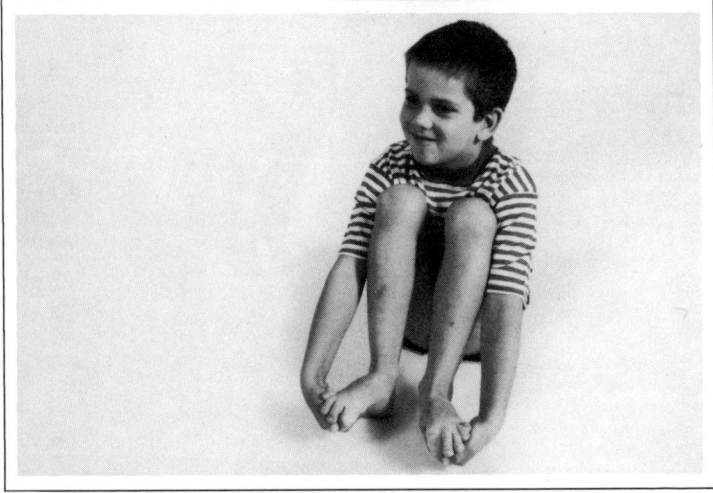

Übungen im Sitzen auf dem Boden

Ausgangsposition: Strecksitz, leicht gegrätschte Beine; Gummiband zwischen den Zehen

Bewegungsaufgabe: Füße gegen den Widerstand des Gummizuges auswärts drücken

Belastung: 10 bis 15 Sekunden

Hauptwirkung: Kräftigung der Zehenmuskeln, Verbesserung der Spreizfähigkeit der großen Zehen

3

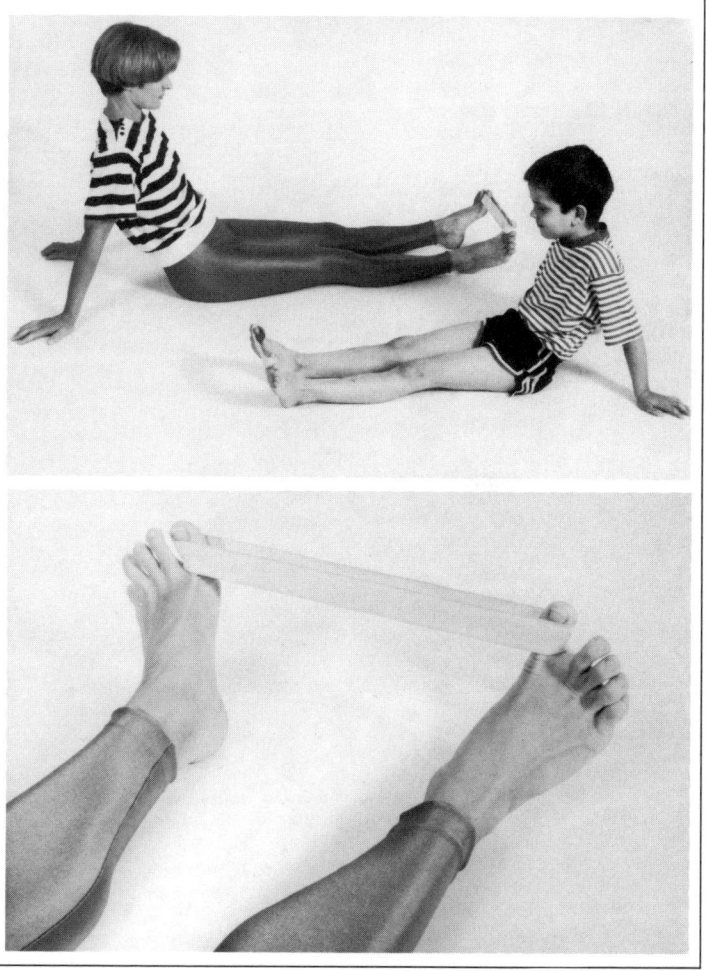

Übungen im Sitzen auf dem Boden

Ausgangsposition: Sitz, Beine angestellt, Hände hinter dem Körper aufgestützt

Bewegungsaufgabe: Wechselseitiges Auflegen einer großen Zehe auf die andere und fest gegeneinanderdrücken

Belastung: 4 bis 6 Widerholungen mit jeweils 5 Sekunden Druck

Hauptwirkung: Kräftigung der Zehenmuskeln

4

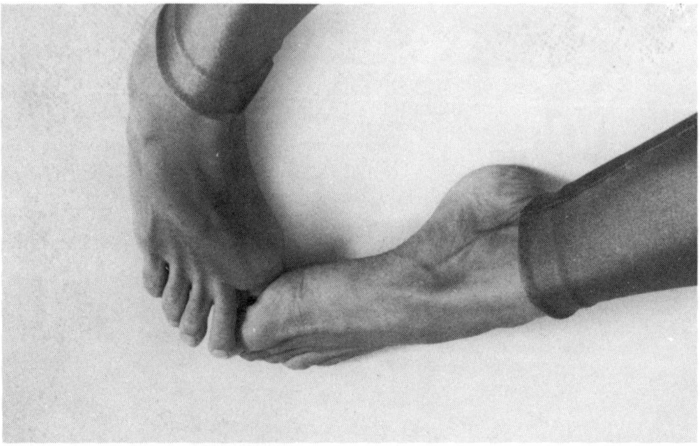

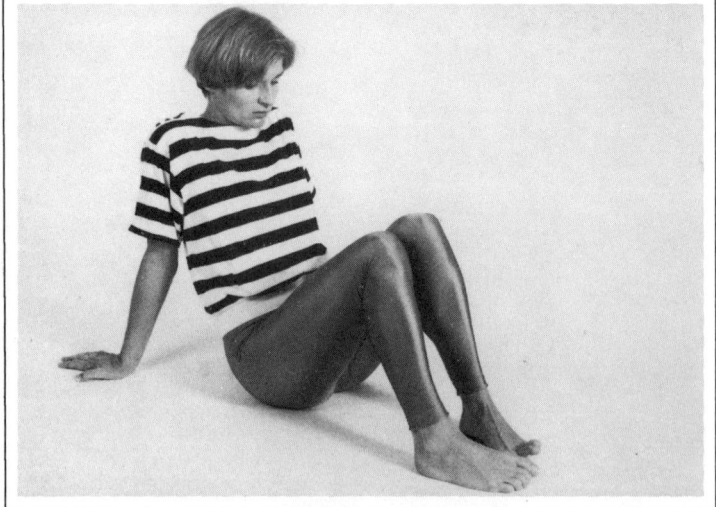

Ausgangsposition:	Sitz, Beine angestellt, Hände hinter dem Körper aufgestützt
Bewegungsaufgabe:	Wechselseitig die Zehen des einen Fußes über die Zehen des anderen Fußes legen und diese gegeneinanderdrücken
Belastung:	4 bis 6 Wiederholungen mit jeweils 5 Sekunden Druck
Hauptwirkung:	Kräftigung von Zehen- und Fußmuskeln

5

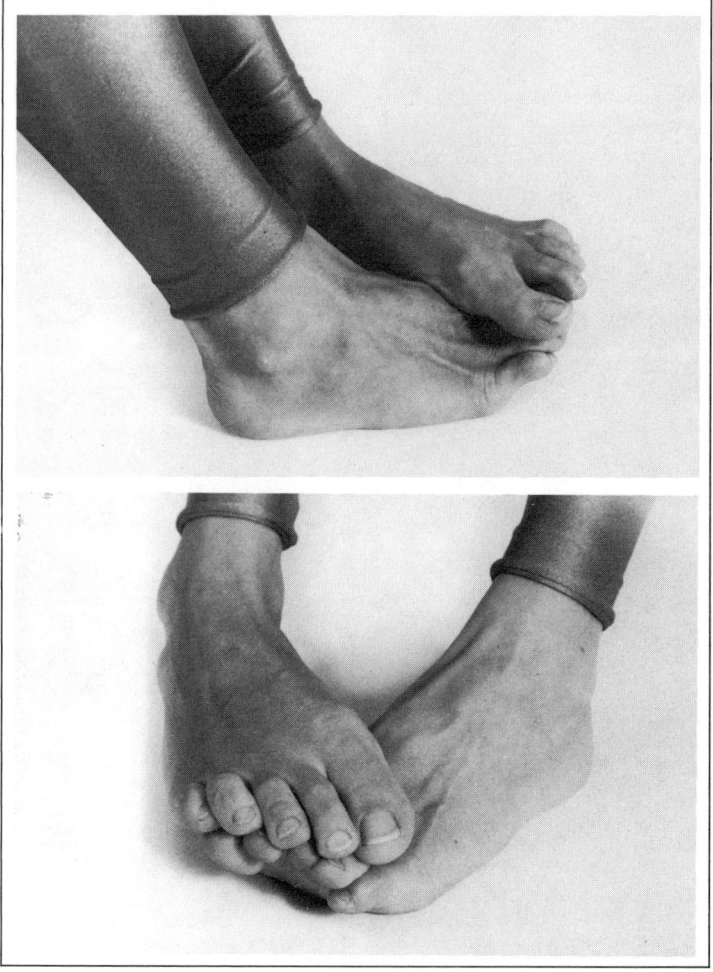

Übungen im Sitzen auf dem Boden

Ausgangsposition:	Strecksitz, leicht gegrätscht, Hände hinter dem Körper aufgestützt
Bewegungsaufgabe:	Zehen wellenartig bewegen („Klavierspiel")
Belastung:	10 bis 15 Sekunden
Hauptwirkung:	Verbesserung der Zehenbeweglichkeit, Kräftigen der Zehenmuskeln

6

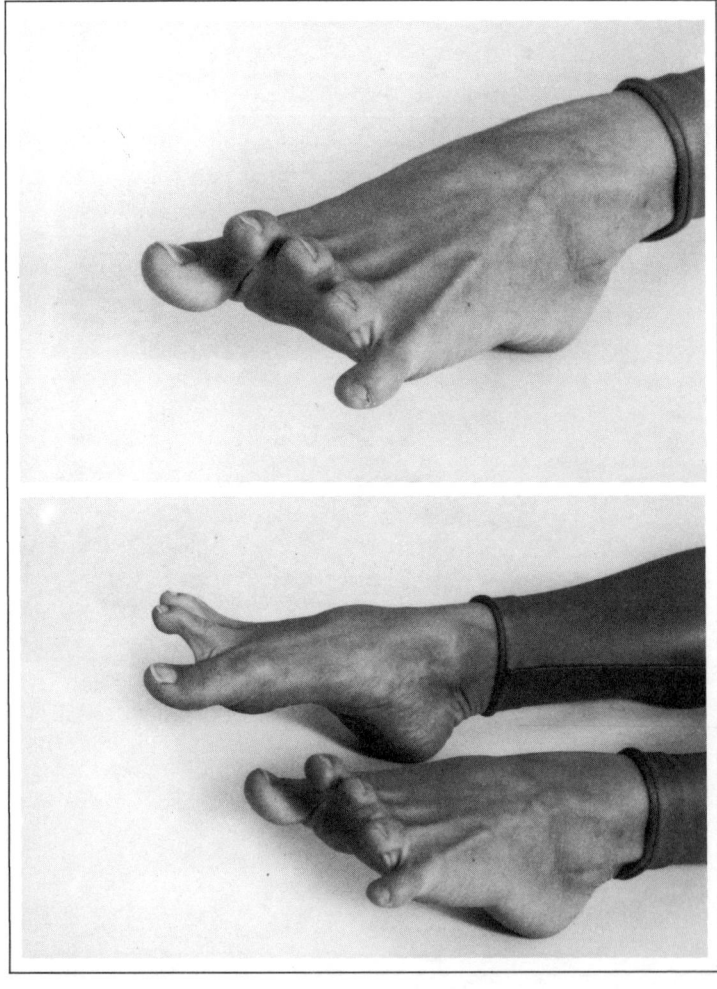

Übungen im Sitzen auf dem Boden

Ausgangsposition: Strecksitz, leicht gegrätscht, Hände hinter
dem Körper aufgestützt
Bewegungsaufgabe: Eine Zehe jedes Fußes ohne Unterstützung
durch die Hände auf- und abbewegen
Belastung: 20 bis 25 Sekunden
Hauptwirkung: Verbesserung der Zehenbeweglichkeit,
Kräftigen der Zehenmuskeln

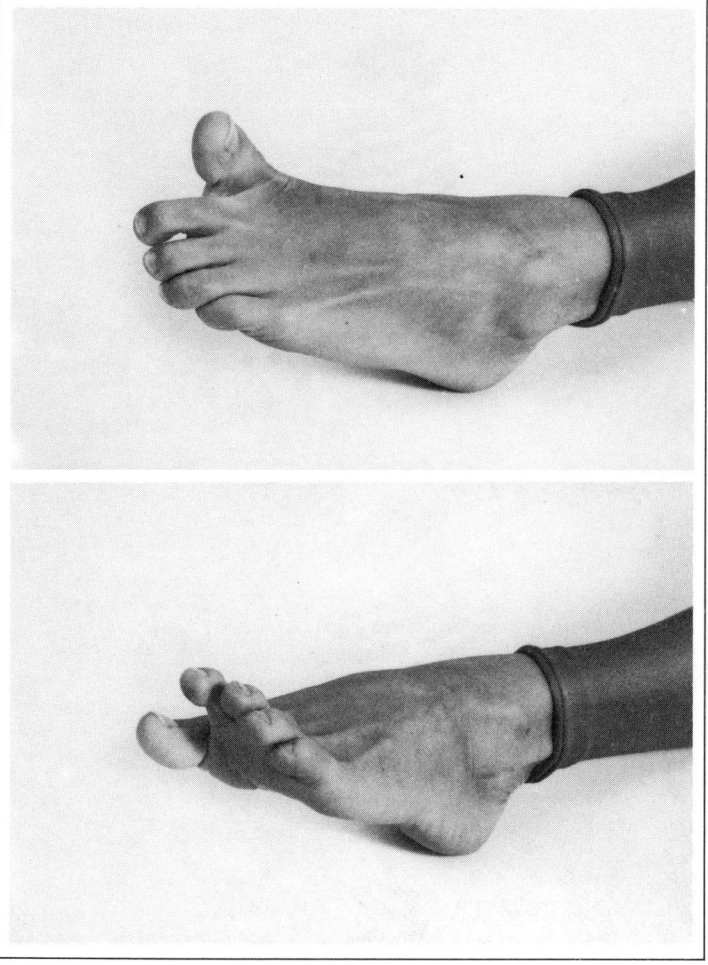

7

Übungen im Sitzen auf dem Boden

Ausgangsposition: Sitz, Beine angestellt, Hände hinter dem Körper aufgestützt
Bewegungsaufgabe: Im Wechsel die Fußballen auf den Boden schlagen
Belastung: 10 bis 15 Sekunden
Hauptwirkung: Sensibilisieren der Fußsohlen

8

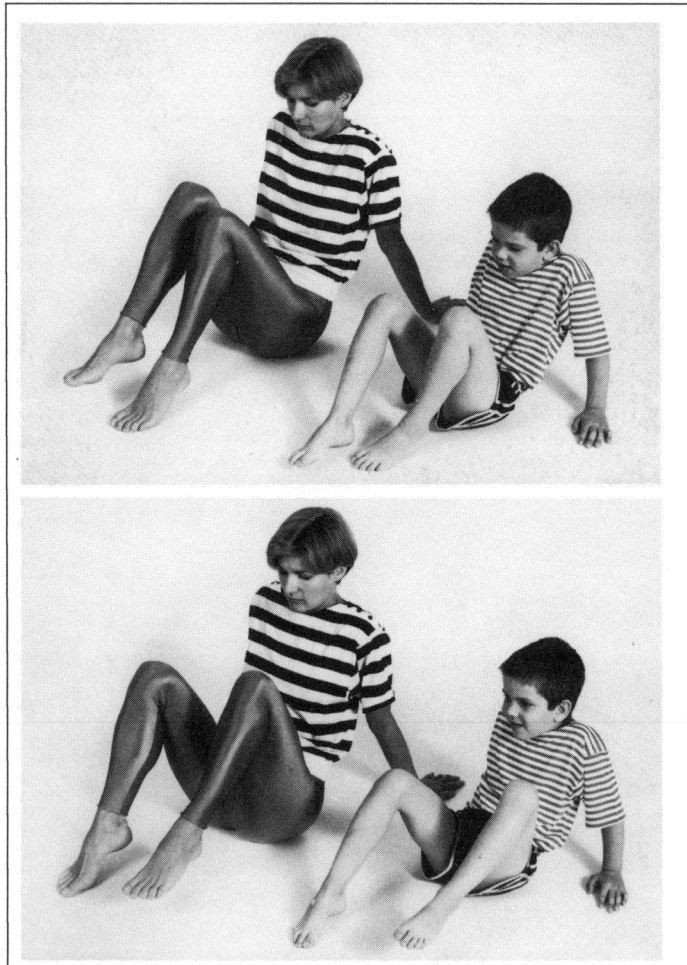

Ausgangsposition: Strecksitz, ein Bein angestellt und oberhalb
des Fußgelenks mit den Händen umfaßt
Bewegungsaufgabe: Wechselseitiges Ausschütteln der Füße
Belastung: 10 bis 15 Sekunden
Hauptwirkung: Lockerung im Fußgelenk, durchblutungsför-
dernd

9

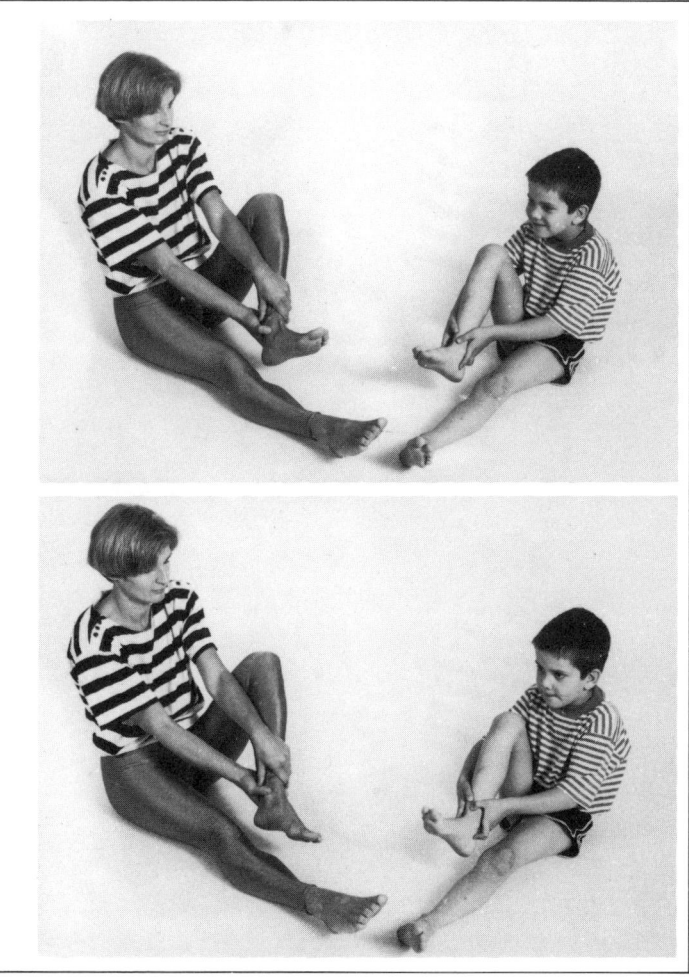

Übungen im Sitzen auf dem Boden

Ausgangsposition: Sitz, Beine angestellt, Hände hinter dem Körper aufgestützt, Fußsohlen gegen einen Ball gepreßt

Bewegungsaufgabe: Beine strecken und dabei den Ball zwischen die Fußinnenseiten verlagern; anschließend Rückbewegung

Belastung: 6 bis 8 Wiederholungen

Hauptwirkung: Kräftigung der Fuß und Beinmuskeln

10

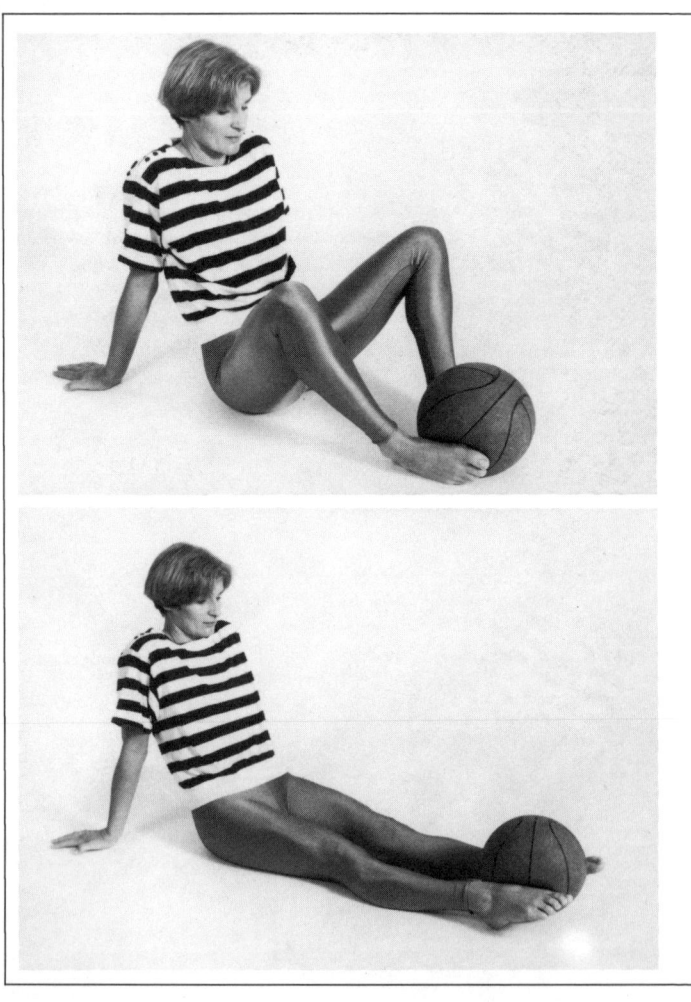

Übungen im Sitzen auf dem Boden

Ausgangsposition: Sitz, Beine angestellt, ein Schreibgerät zwischen die Zehen eines Fußes geklemmt

Bewegungsaufgabe: Schreiben von Ziffern, Buchstaben, Zeichen

Belastung: 20 bis 25 Sekunden

Hauptwirkung: Kräftigung der Zehen-, Fuß- und Beinmuskeln

11

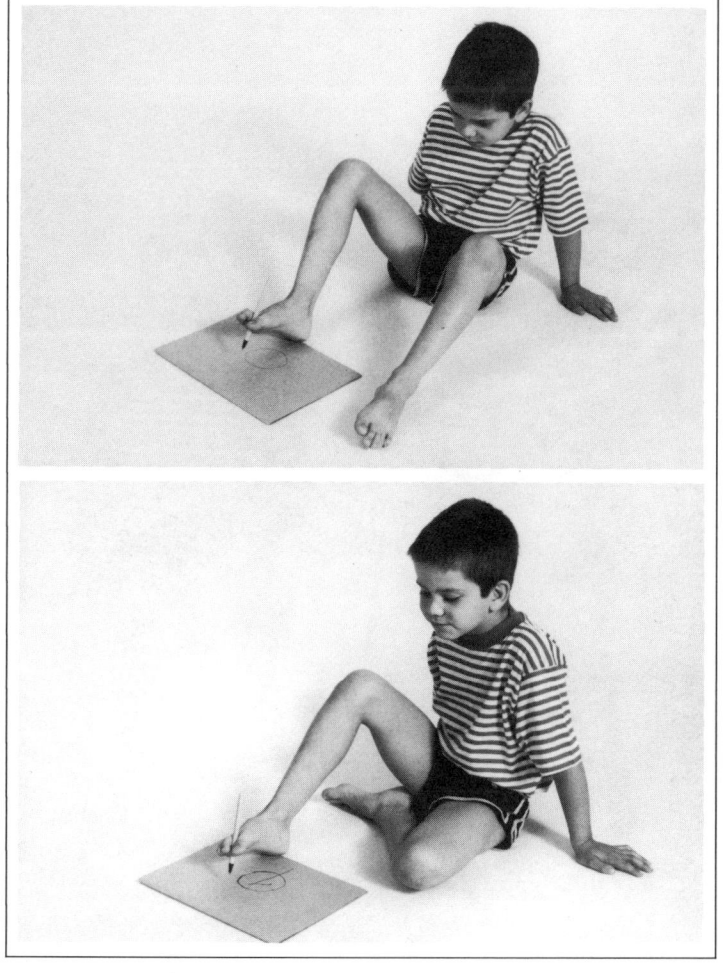

Übungen im Sitzen auf einem Hocker

Ausgangsposition: Sitz, Beine leicht geöffnet, Oberkörper aufrecht, Hände auf den Oberschenkeln

Bewegungsaufgabe: Ein Tuch oder ein Stück Papier mit einem Fuß vom Boden aufheben und wieder ablegen

Belastung: 4 bis 5 Wiederholungen mit jedem Fuß

Hauptwirkung: Kräftigung der Zehen- und Fußmuskeln, Verbesserung der Zehenbeweglichkeit

12

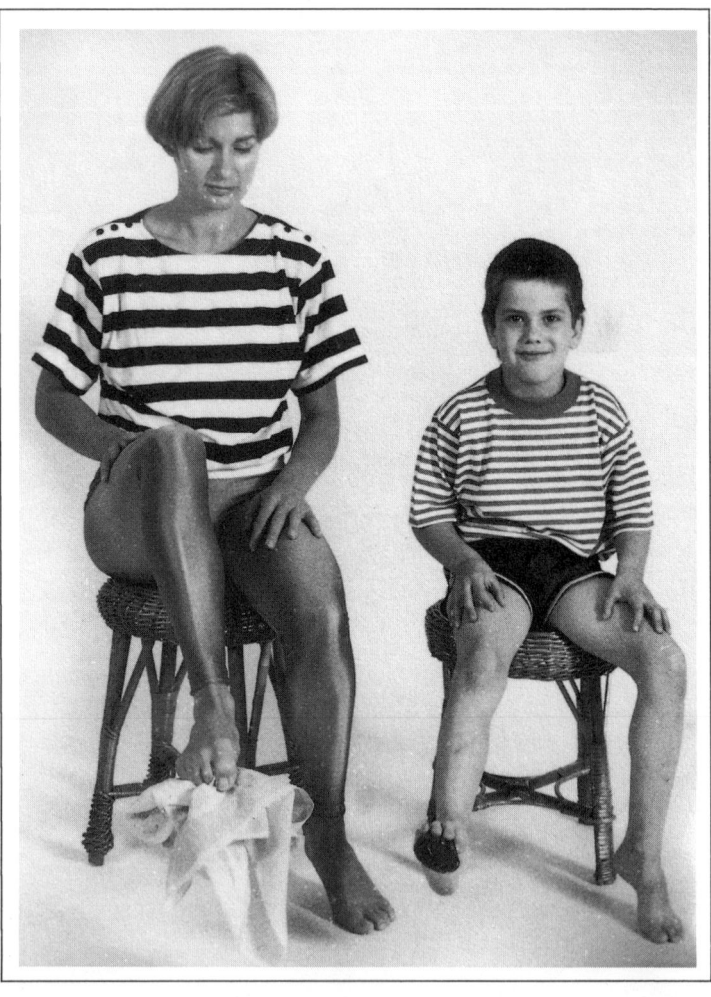

Übungen im Sitzen auf einem Hocker

Ausgangsposition: Sitz, Oberkörper aufrecht
Bewegungsaufgabe: Einen kugelförmigen Gegenstand zwischen Zehen und Fußsohle ergreifen, anheben; mehrmaliges Bein- oder Fußkreisen und den Gegenstand wieder ablegen
Belastung: 4 bis 5 Wiederholungen mit jedem Bein
Hauptwirkung: Kräftigung von Zehen- und Fußmuskeln, Verbesserung der Beweglichkeit

13

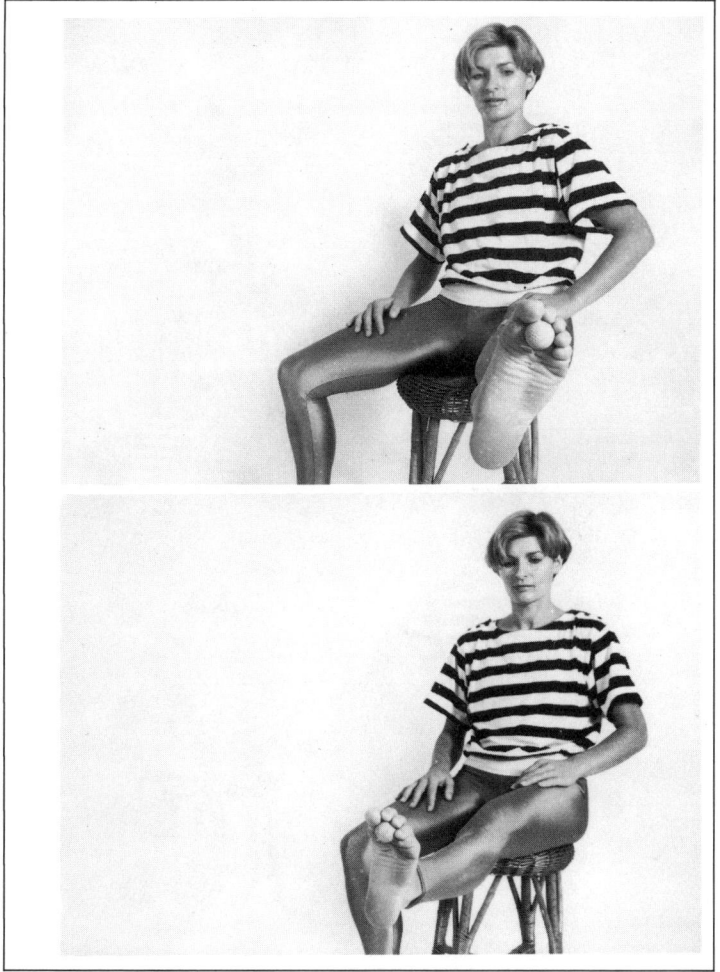

Übungen im Sitzen auf einem Hocker

Ausgangsposition: Sitz, Beine leicht geöffnet, Oberkörper aufrecht, Arme im Hüftstütz

Bewegungsaufgabe: Mit den Zehen ein Tuch ergreifen und damit winken

Belastung: 10 bis 15 Sekunden

Hauptwirkung: Kräftigung der Zehen-, Fuß- und Beinmuskulatur, verbessert die Beweglichkeit der Zehen und im Fußgelenk

14

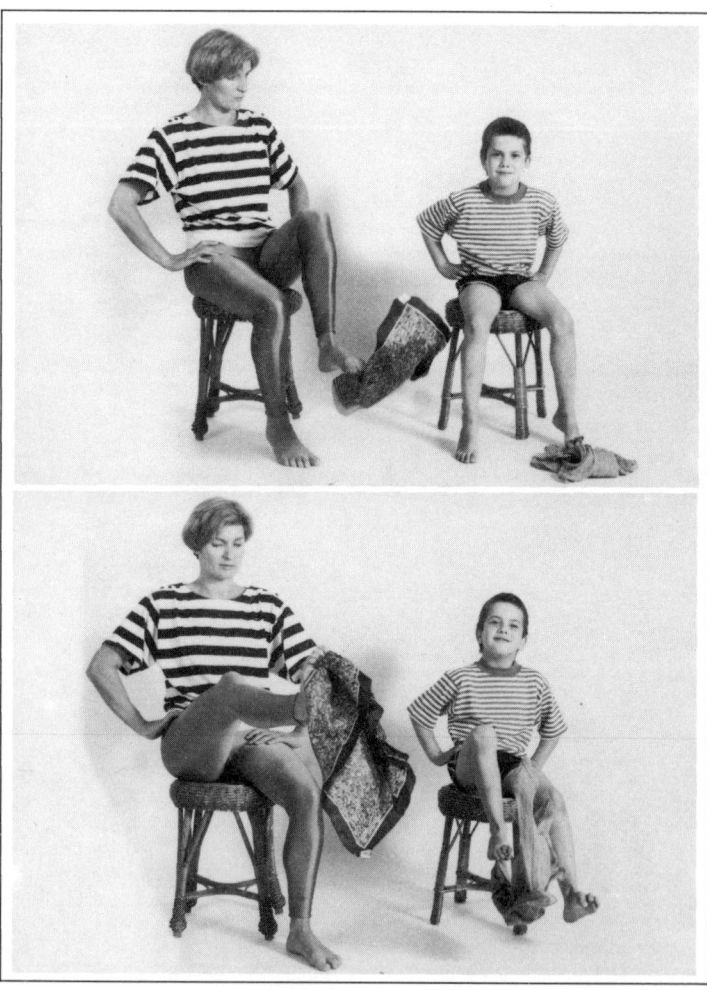

Übungen im Sitzen auf einem Hocker

Ausgangsposition: Sitz, Oberkörper aufrecht
Bewegungsaufgabe: Einen kleinen weichen Ball zwischen großer
                                Zehe und den anderen „in die Zange neh-
                                men", anheben und vor dem anderen Fuß
                                ablegen
Belastung: 4 bis 5 Wiederholungen mit jedem Fuß
Hauptwirkung: Kräftigung der Zehen- und Fußmuskeln,
                                verbessert die Beweglichkeit der Zehen

15

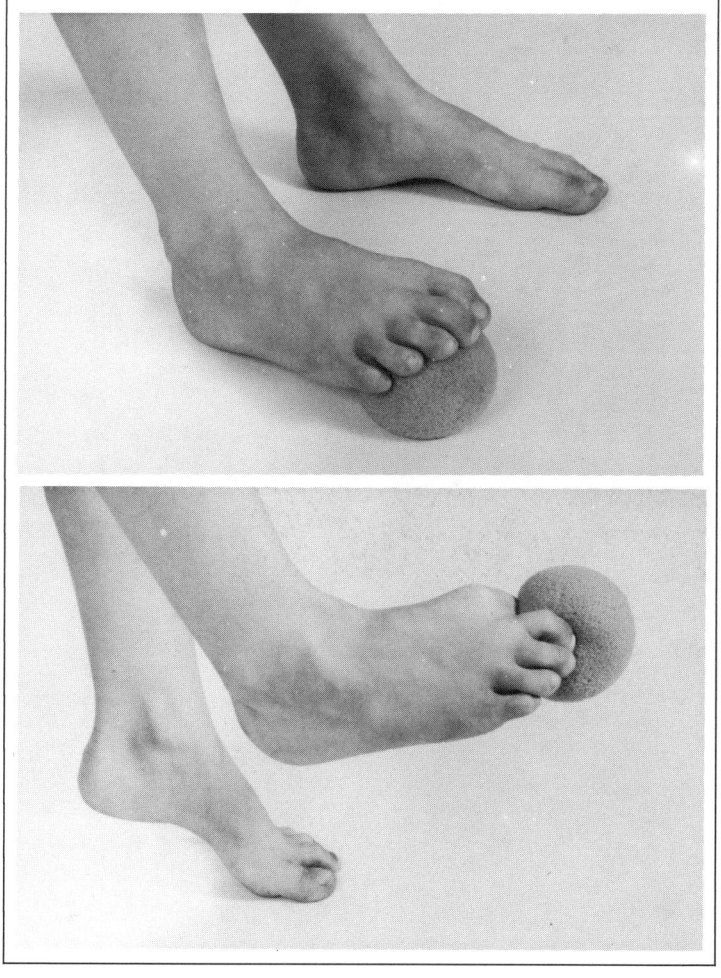

Übungen im Sitzen auf einem Hocker

Ausgangsposition: Sitz, Beine leicht geöffnet, Oberkörper aufrecht, ein Partner sitzt gegenüber
Bewegungsaufgabe: Ein Tuch mit einem Fuß aufheben; Partner
versucht das Tuch auf seine Seite zu zie-
hen; dabei aktiven Widerstand leisten
Belastung: 8 bis 10 Wiederholungen
Hauptwirkung: Kräftigt die Zehen- und Fußmuskeln, verbessert die Beweglichkeit der Zehen

16

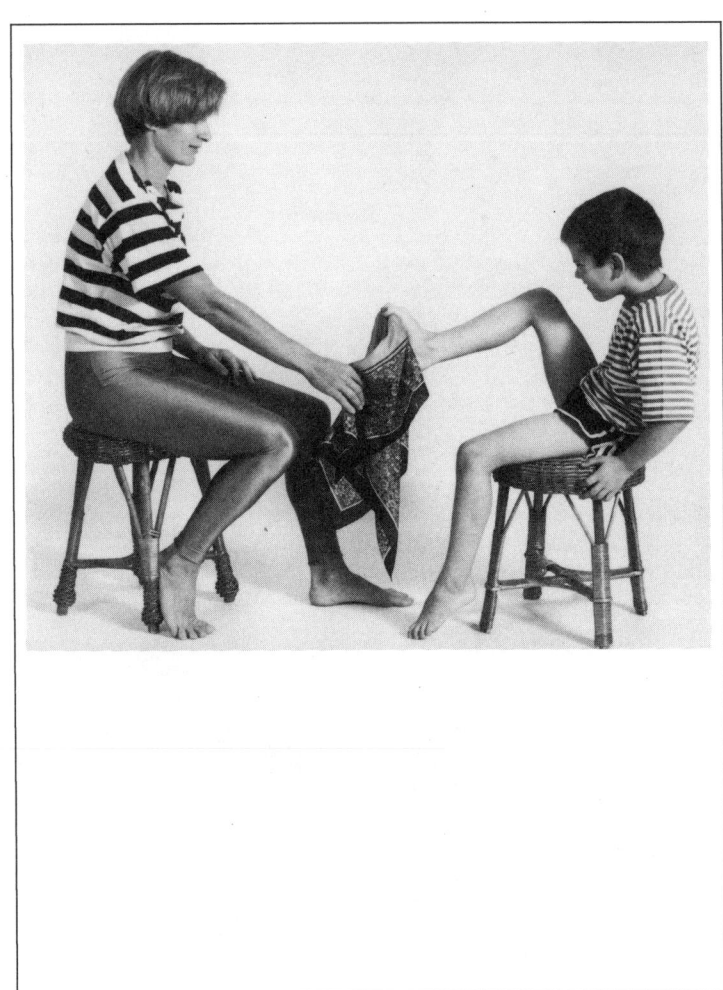

Übungen im Sitzen auf einem Hocker

Ausgangsposition:	Sitz, Beine leicht geöffnet, Oberkörper aufrecht
Bewegungsaufgabe:	Zusammenlegen und Auseinanderfalten eines Tuches (oder Zeitung) mit den Zehen
Belastung:	4 bis 8 Wiederholungen
Hauptwirkung:	Kräftigung der Zehen-, Fuß- und Beinmuskeln, verbessert die Beweglichkeit der Zehen

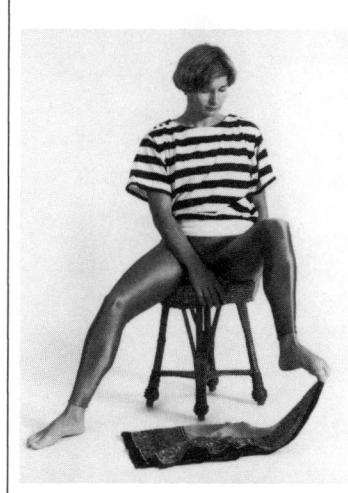
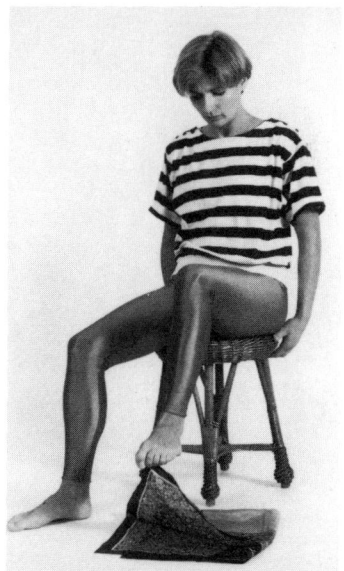

Übungen im Sitzen auf einem Hocker

Ausgangsposition:	Sitz, Beine leicht geöffnet, Oberkörper aufrecht
Bewegungsaufgabe:	Mit den Zehen kleine Gegenstände, z. B. Bausteine ergreifen und Ziffern, Buchstaben, Formen legen
Belastung:	15 bis 20 Sekunden
Hauptwirkung:	Kräftigt die Zehen- und Fußmuskeln, verbessert die Beweglichkeit der Zehen

18

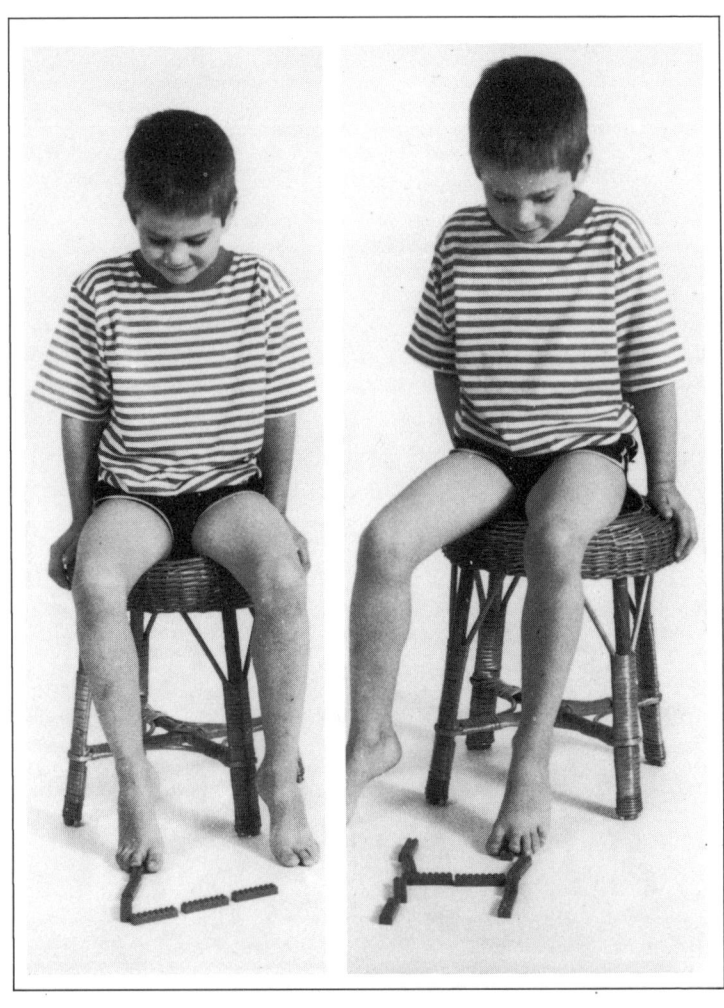

Ausgangsposition:	Sitz, Beine leicht geöffnet, Oberkörper aufrecht
Bewegungsaufgabe:	Zerreißen einer Zeitung mit den Füßen
Belastung:	15 bis 20 Sekunden
Hauptwirkung:	Kräftigung der Zehen- und Fußmuskeln, Verbesserung der Zehenbeweglichkeit

19

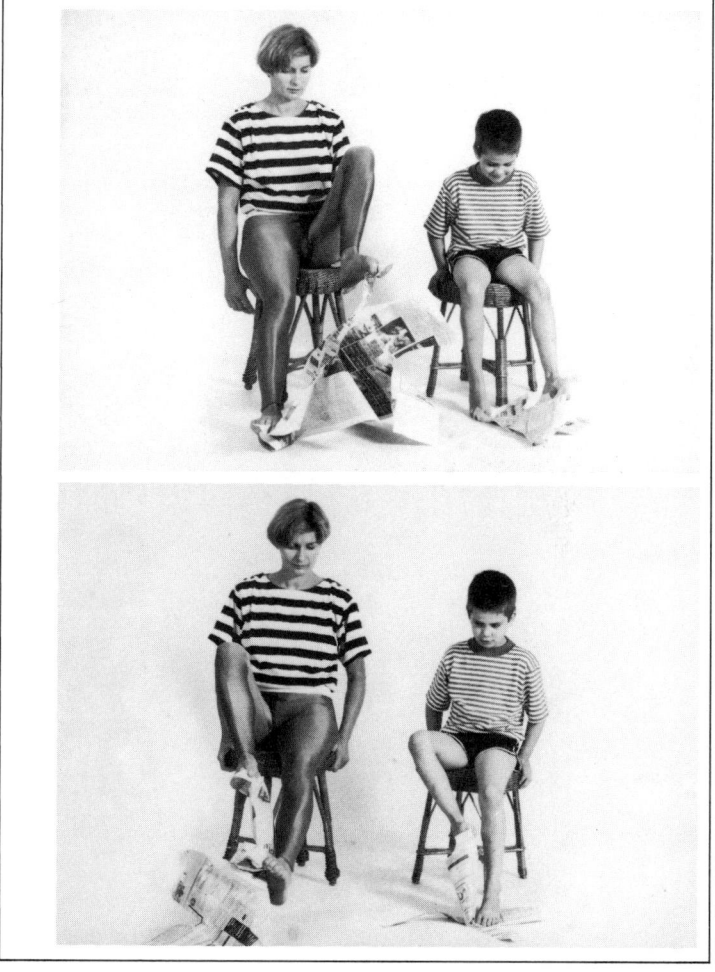

Übungen im Sitzen auf einem Hocker

Ausgangsposition: Sitz, Beine leicht geöffnet, Oberkörper aufrecht

Bewegungsaufgabe: Verschiedene Gegenstände (z. B. Bausteine, Tischtennisbälle, Papierknäuel) mit den Zehen anheben und in Ziele werfen

Belastung: 4 bis 5 Wiederholungen mit jedem Fuß

Hauptwirkung: Kräftigung der Zehen-, Fuß- und Beinmuskeln, verbessert die Beweglichkeit der Zehen

20

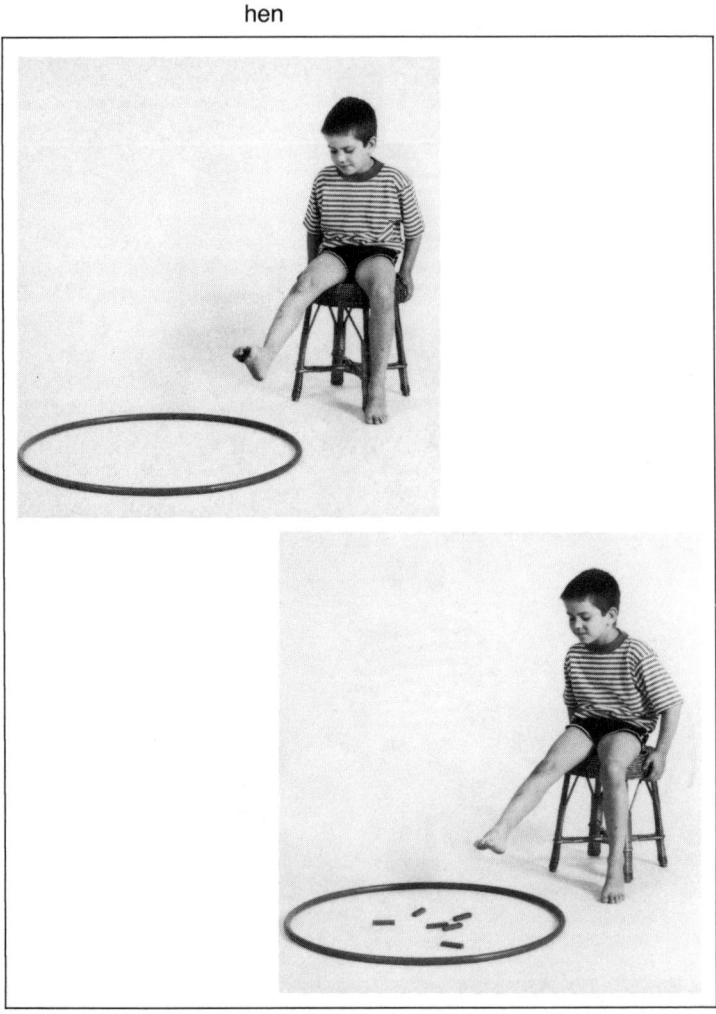

Ausgangsposition: Sitz, Beine leicht geöffnet, Oberkörper aufrecht

Bewegungsaufgabe: Gegenstände mit den Zehen anheben und
an erhöhter Stelle ablegen, z. B. Beladen
eines Spielzeugautos

Belastung: 20 bis 25 Sekunden

Hauptwirkung: Kräftigt die Zehen- und Fußmuskeln, Verbesserung der Zehenbeweglichkeit

21

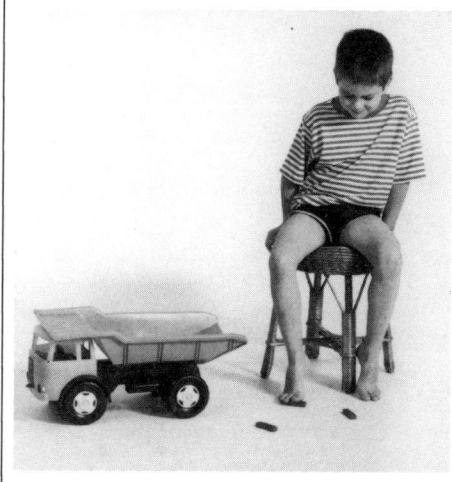

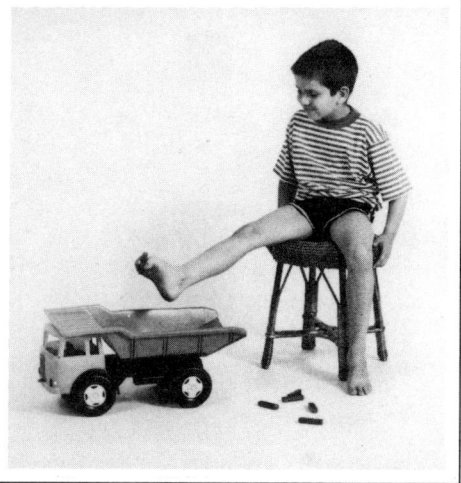

Übungen im Sitzen auf einem Hocker

Ausgangsposition: Sitz, Beine leicht geöffnet, Oberkörper aufrecht

Bewegungsaufgabe: Mit den Zehen Bausteine o. ä. übereinanderstapeln

Belastung: 20 bis 25 Sekunden

Hauptwirkung: Kräftigung der Zehen- und Fußmuskeln, Verbesserung der Zehenbeweglichkeit

22

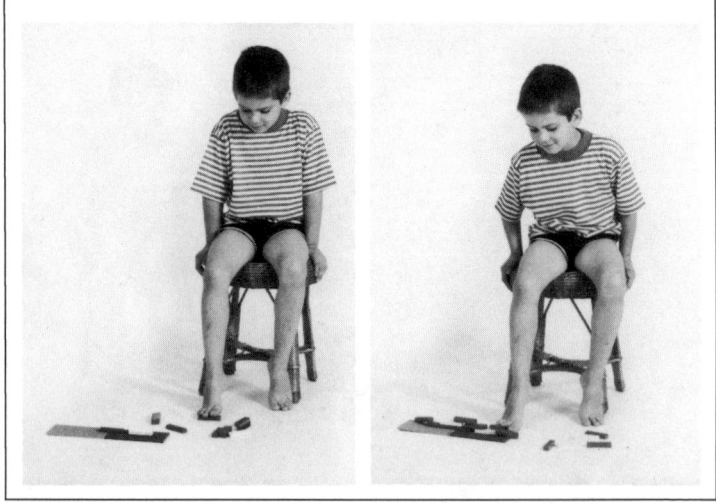

Ausgangsposition:	Sitz, Beine leicht geöffnet, Oberkörper aufrecht, Arme in Seithalte
Bewegungsaufgabe:	Ein Seil mit den Zehen eines Fußes anheben und mit dem anderen Fuß übernehmen
Belastung:	6 bis 8 Wiederholungen
Hauptwirkung:	Verbessert die Beweglichkeit der Zehen, kräftigt die Zehen-, Fuß- und Beinmuskeln

23

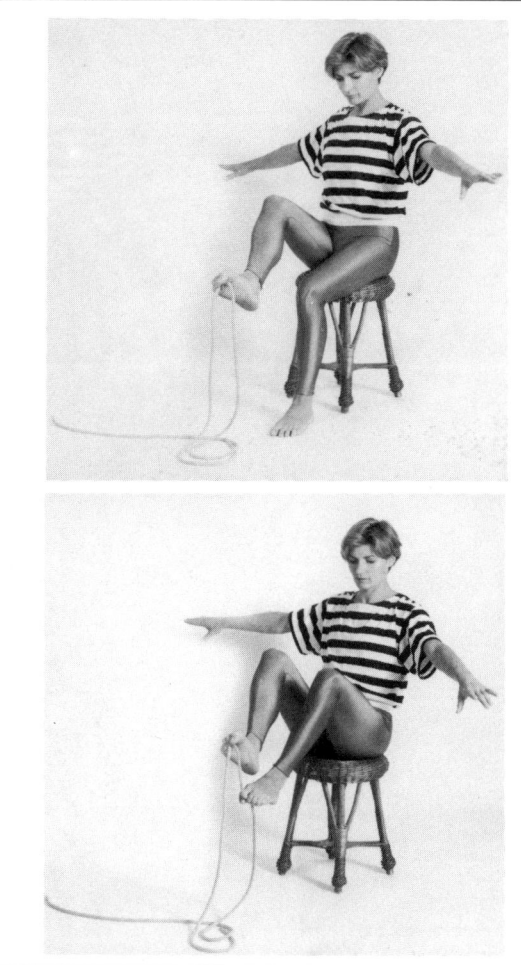

Übungen im Sitzen auf einem Hocker

Ausgangsposition: Sitz, Beine leicht geöffnet, Oberkörper aufrecht

Bewegungsaufgabe: Ein mit den Zehen erfaßtes Seil so hin und herschleudern, daß Schlängelbewegungen entstehen

Belastung: 15 bis 20 Sekunden

Hauptwirkung: Verbessert die Beweglichkeit der Zehen und des Fußes, Kräftigung der Zehen-, Fuß- und Beinmuskeln

24

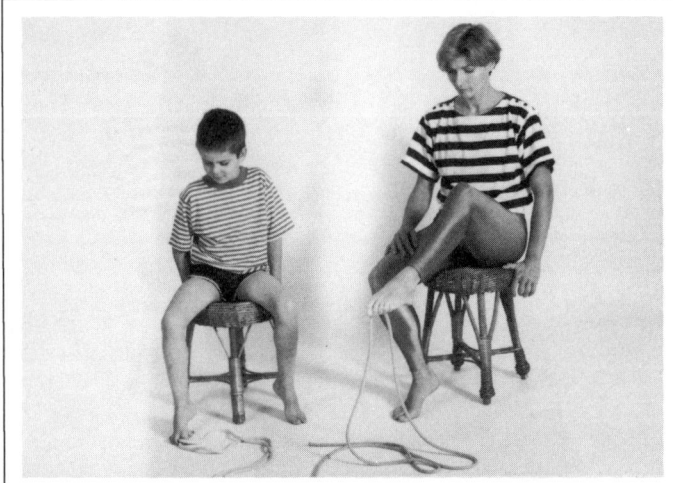

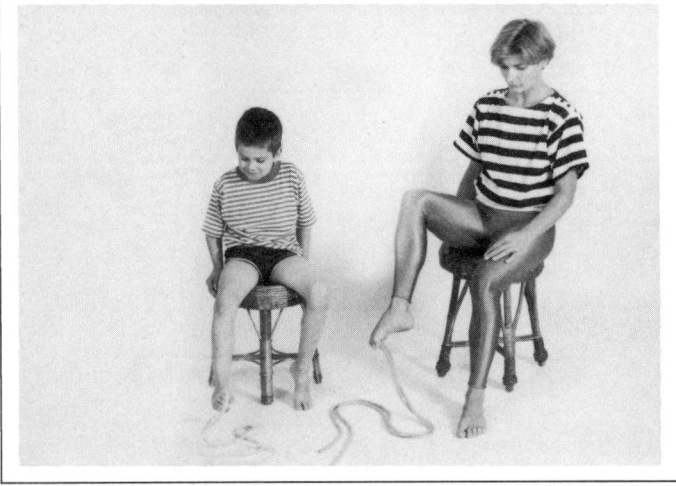

Ausgangsposition:	Sitz, Beine geschlossen, Fersen aufgestellt, Oberkörper aufrecht
Bewegungsaufgabe:	Heben und Senken der Fußspitzen im Wechsel
Belastung:	15 bis 20 Sekunden
Hauptwirkung:	Verbesserung der Beweglichkeit im Fußgelenk

25

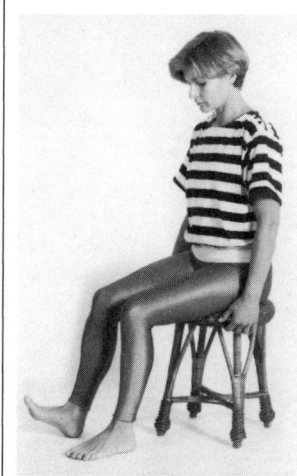

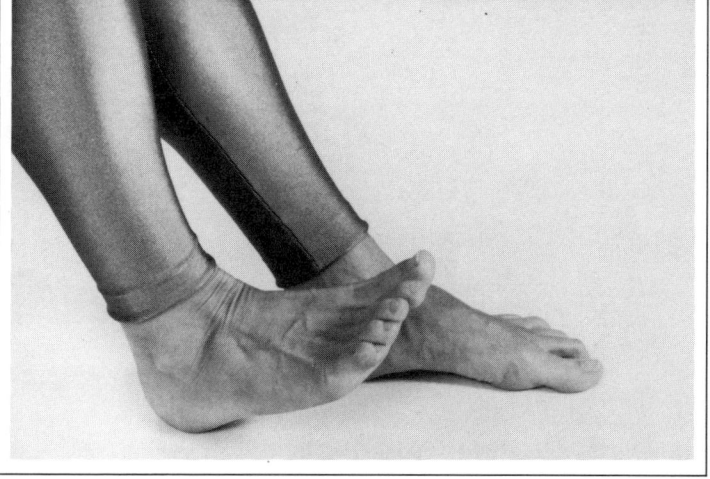

Übungen im Sitzen auf einem Hocker

Ausgangsposition: Sitz, Beine geschlossen, Oberkörper aufrecht, Füße liegen auf einem Ball

Bewegungsaufgabe: Vor- und Zurückrollen des Balles mit den
Fußsohlen

Belastung: 10 bis 15 Wiederholungen

Hauptwirkung: Sensibilisierung der Fußsohle, Dehnen und
Kräftigen der Fuß- und Beinmuskeln

26

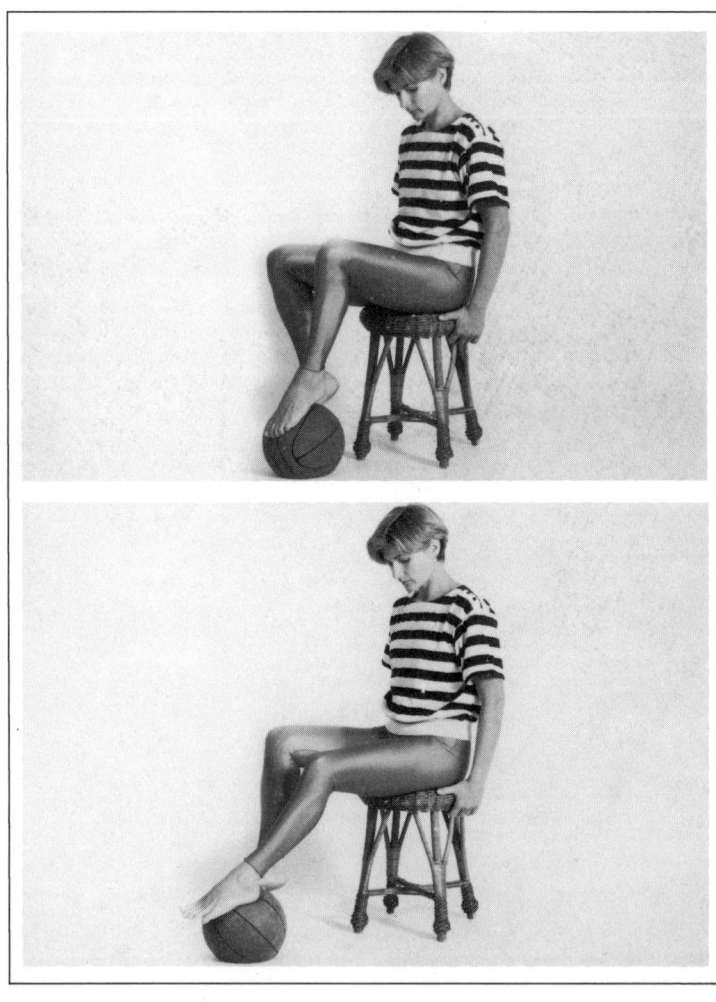

Übungen im Sitzen auf einem Hocker

Ausgangsposition: Sitz, Beine geschlossen, Oberkörper aufrecht

Bewegungsaufgabe: Die Füße durch Greifbewegungen mit den Zehen vorwärtsbewegen („Raupengang")

Belastung: 10 bis 15 Sekunden

Hauptwirkung: Kräftigt die Zehen- und Fußmuskeln

27

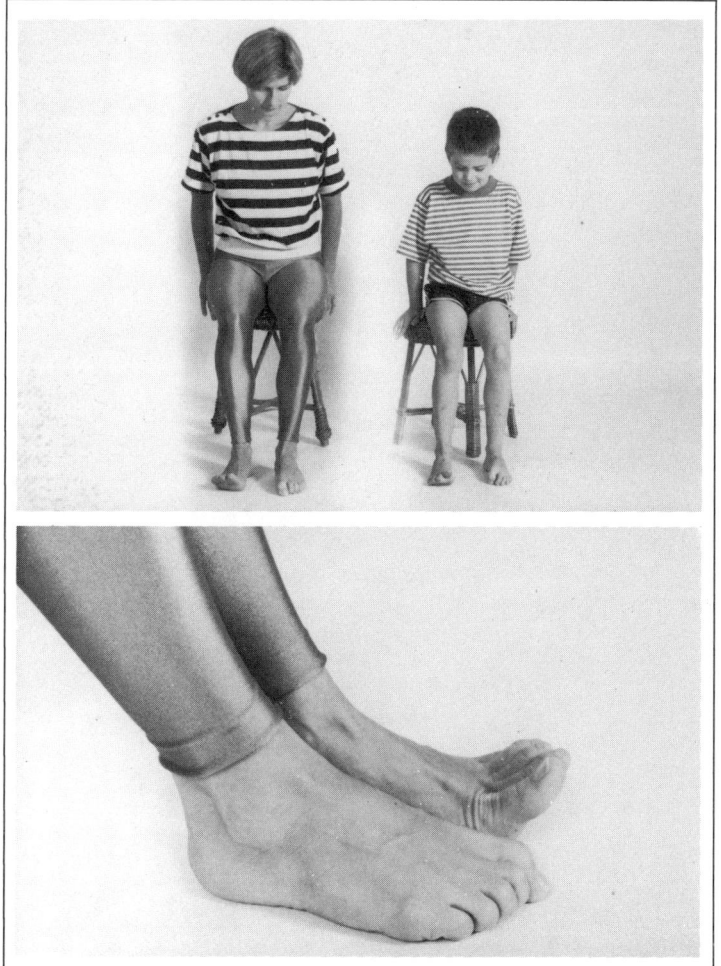

Übungen im Sitzen auf einem Hocker

Ausgangsposition:	Sitz, Beine leicht geöffnet, Oberkörper aufrecht
Bewegungsaufgabe:	Ein vor den Füßen ausgebreitetes Handtuch mit den Zehen zusammenraffen, bis es unter den Füßen liegt
Belastung:	2 bis 4 Wiederholungen
Hauptwirkung:	Verbessert die Zehenbeweglichkeit, Kräftigung der Zehen-, Fuß- und Beinmuskeln

28

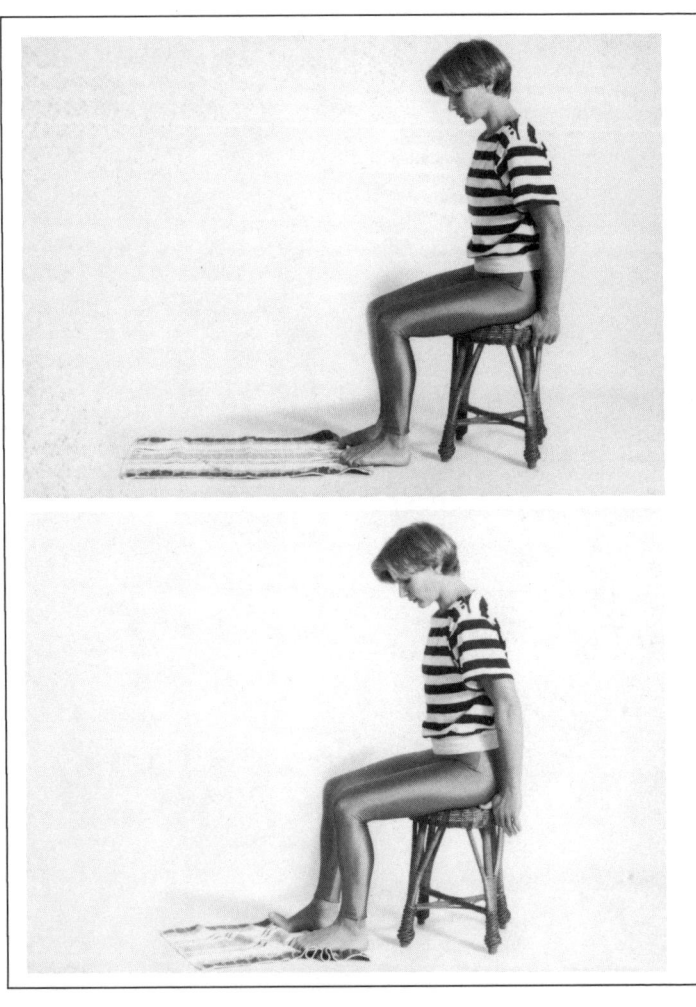

Ausgangsposition: Sitz, Beine leicht geöffnet, Oberkörper aufrecht

Bewegungsaufgabe: Gegenstände mit den Zehen aufnehmen und in einen seitlich liegenden Eimer weit hineinlegen

Belastung: 15 bis 20 Sekunden

Hauptwirkung: Verbessert die Beweglichkeit der Zehen und des Fußgelenks, Dehnung der Fuß- und Beinmuskeln

29

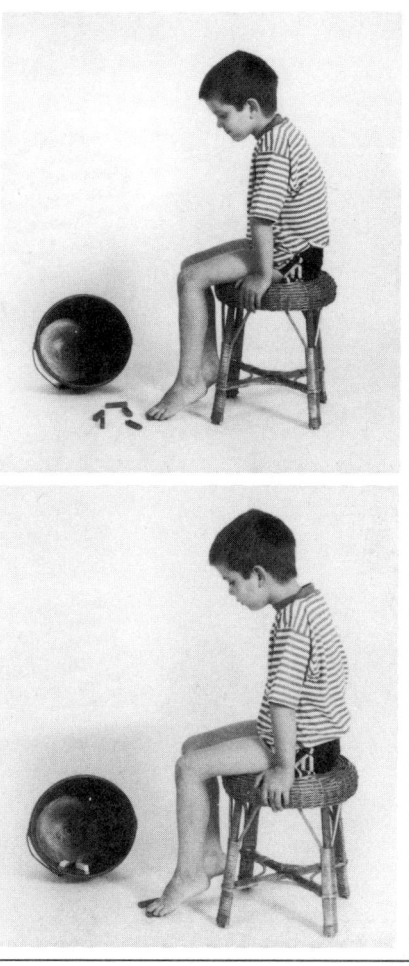

Übungen im Sitzen auf einem Hocker

Ausgangsposition:	Sitz, Beine leicht geöffnet und angehoben, Oberkörper aufrecht, Handflächen von unten an die Oberschenkel gelegt
Bewegungsaufgabe:	Beide Füße in einer Richtung kreisen
Belastung:	15 bis 20 Sekunden
Hauptwirkung:	Dehnung der Fuß- und Beinmuskeln, verbessert die Beweglichkeit der Fußgelenke

30

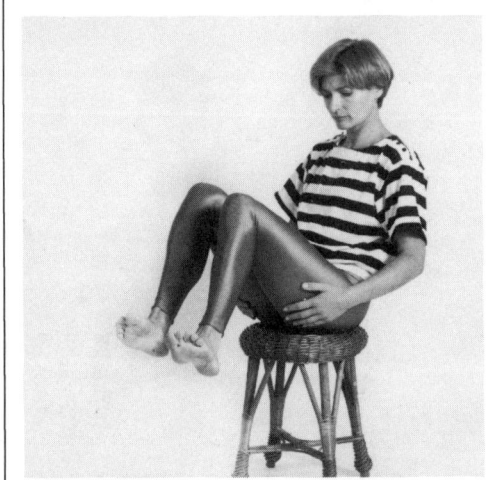

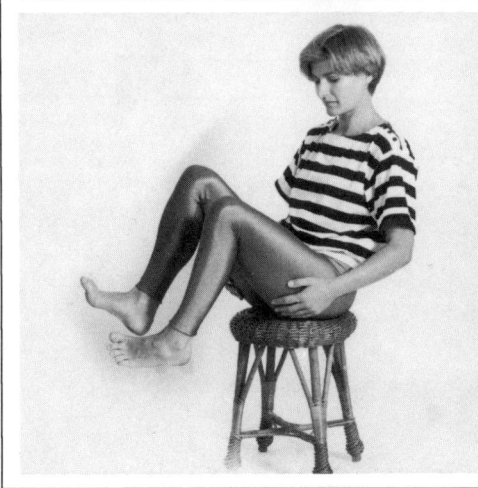

Ausgangsposition:	Sitz, Beine leicht geöffnet und angehoben, Oberkörper aufrecht, Handflächen von unten an die Oberschenkel gelegt
Bewegungsaufgabe:	Beide Füße entgegengesetzt kreisen
Belastung:	20 bis 25 Sekunden
Hauptwirkung:	Dehnung der Fuß- und Beinmuskulatur, verbessert die Beweglichkeit der Fußgelenke

31

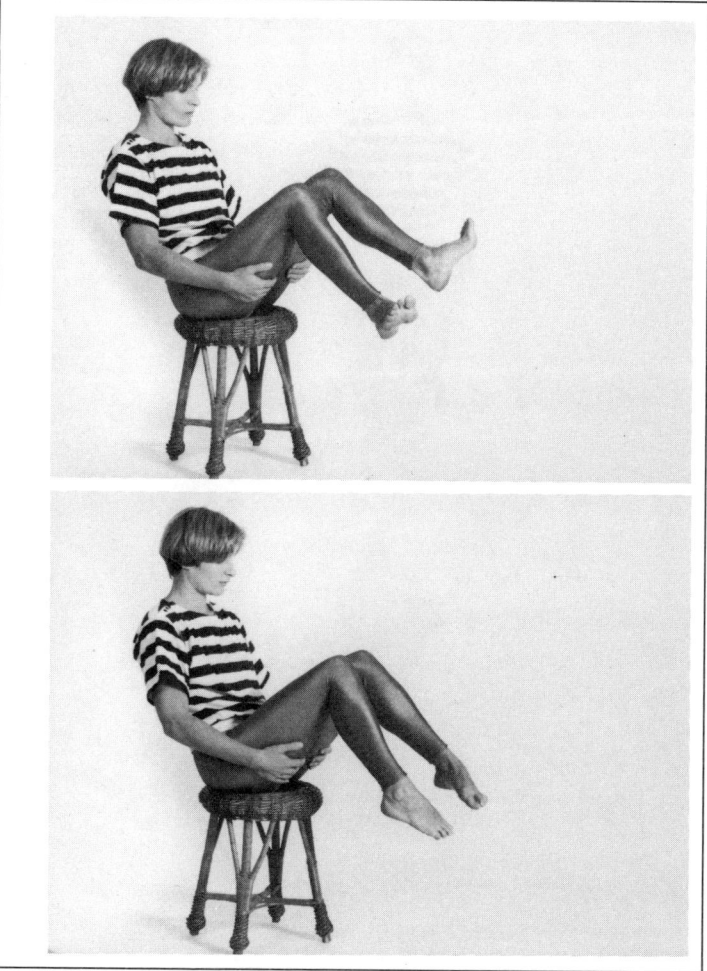

49

Übungen im Sitzen auf einem Hocker

Ausgangsposition: Sitz, Oberkörper aufrecht, Beine leicht geöffnet, Zehen zeigen nach außen (V-Stel-
lung der Füße)

Bewegungsaufgabe: Fußspitzen nach innen drehen, bis sich die
Fußsohlen berühren; anschließend Rückbe-
wegung zur Ausgangsstellung

Belastung: 4 bis 6 Wiederholungen

Hauptwirkung: Dehnung und Kräftigung der Fuß- und
Beinmuskeln

32

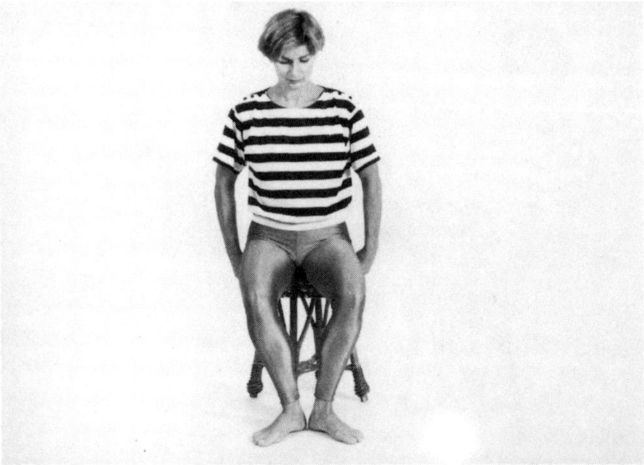

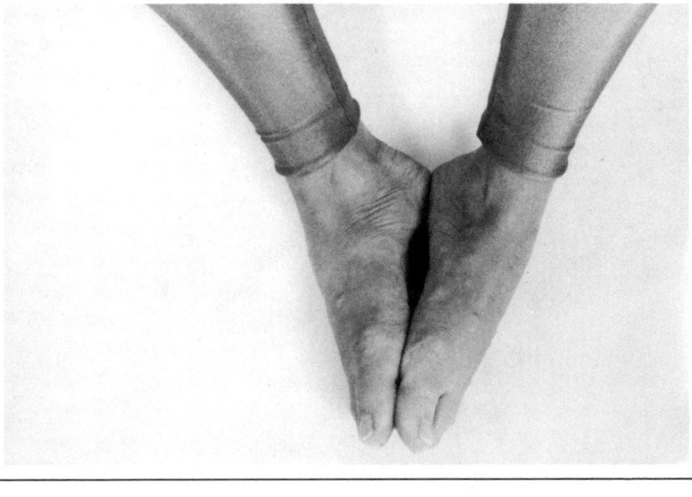

Ausgangsposition:	Sitz, Beine leicht geöffnet, Oberkörper rückgeneigt
Bewegungsaufgabe:	Heben der Beine, die Fußspitzen übereinanderlegen und gegeneinanderpressen
Belastung:	4 bis 6 Wiederholungen, dabei jeweils 5 Sekunden anspannen
Hauptwirkung:	Dehnung und Kräftigung der Fuß- und Beinmuskeln

33

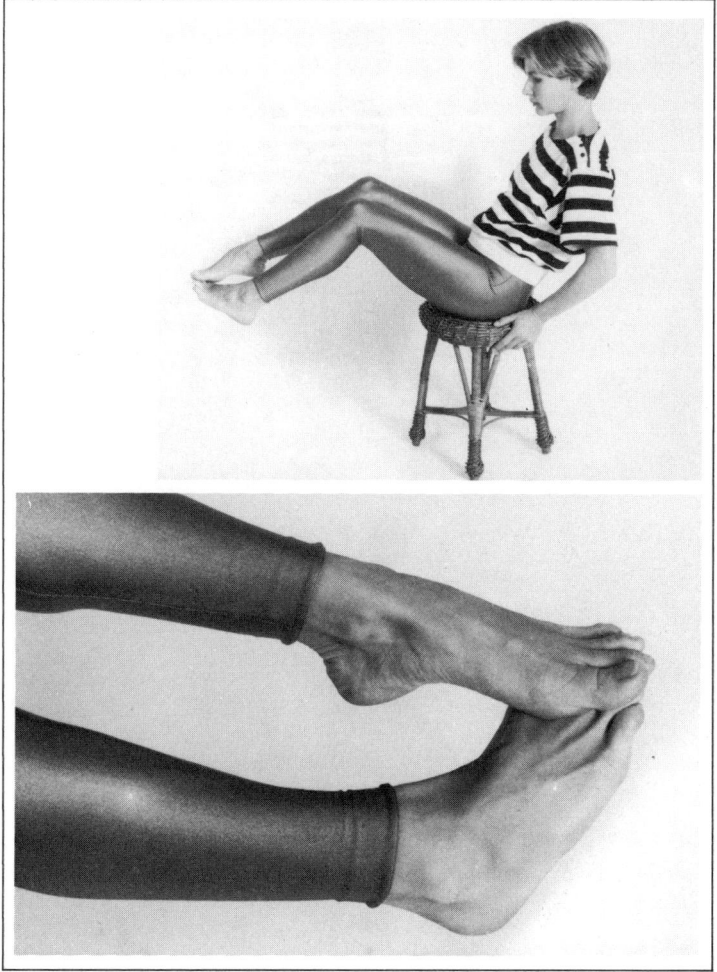

Übungen im Sitzen auf einem Hocker

Ausgangsposition: Sitz, Beine geschlossen ausgestreckt, Fersen aufgestellt; ein beidhändig gefaßtes Sprungseil unter die Fußspitzen geklemmt

Bewegungsaufgabe: Drücken der Füße gegen den Widerstand des Seiles, dabei den Krafteinsatz variieren

Belastung: 6 bis 8 Wiederholungen, jeweils 5 Sekunden drücken

Hauptwirkung: Kräftigt die Fuß- und Beinmuskeln

34

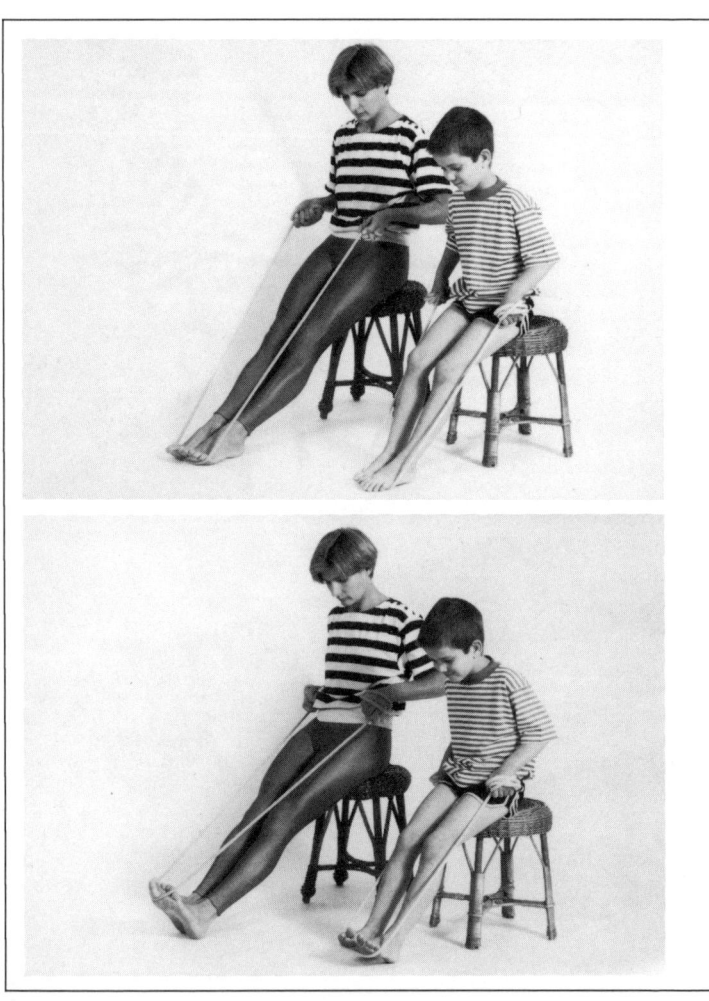

Übungen im Sitzen auf einem Hocker

Ausgangsposition:	Sitz, Beine geschlossen, Oberkörper aufrecht
Bewegungsaufgabe:	Füße vom Boden etwas abheben; im Wechsel die Zehenspitzen und die Fersen auf den Boden tippen
Belastung:	15 bis 20 Sekunden
Hauptwirkung:	Dehnen und Kräftigen der Fuß- und Beinmuskeln

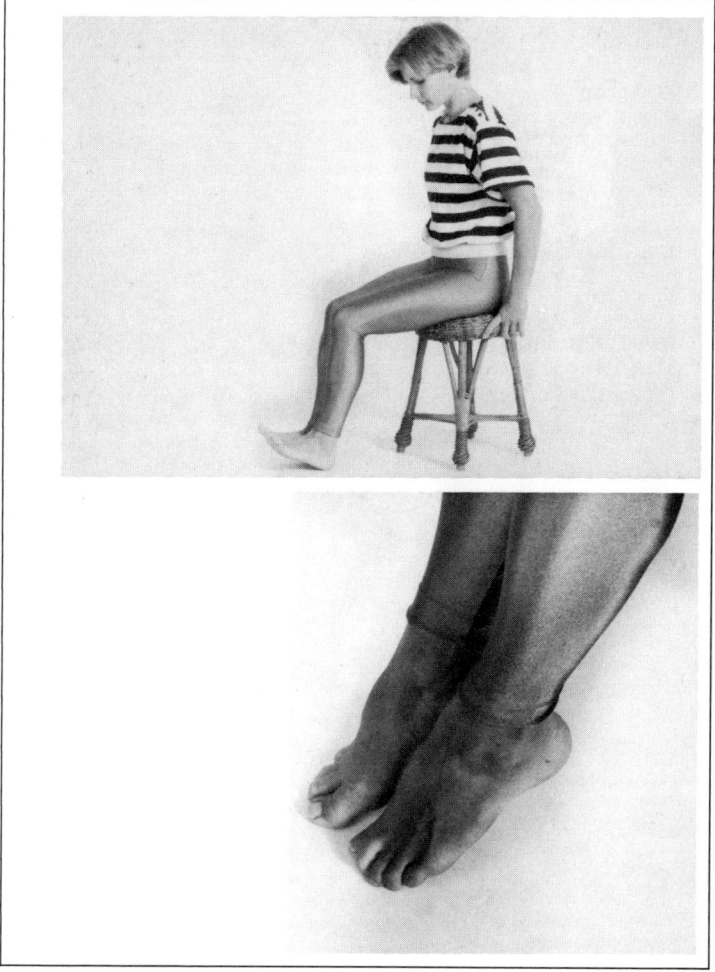

35

Übungen im Sitzen auf einem Hocker

Ausgangsposition:	Sitz, Beine leicht geöffnet, Oberkörper aufrecht
Bewegungsaufgabe:	Im Wechsel die Zehenspitzen und die Fersen eines Fußes auf den Boden tippen
Belastung:	10 bis 15 Sekunden mit jedem Fuß
Hauptwirkung:	Dehnung und Kräftigung der Fuß- und Beinmuskeln, verbessert die Beweglichkeit im Fußgelenk

36

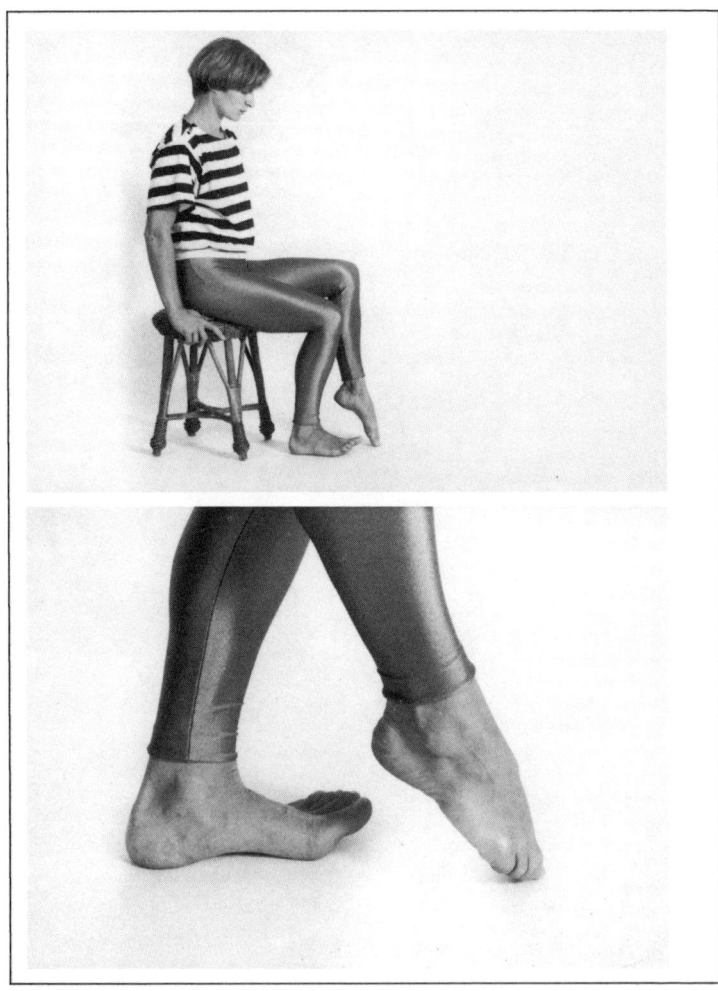

Ausgangsposition:	Sitz, Beine geschlossen, Oberkörper aufrecht
Bewegungsaufgabe:	Abwechselnd beide Fußspitzen heben und einrollen
Belastung:	10 bis 15 Wiederholungen
Hauptwirkung:	Verbesserung der Beweglichkeit der Zehen und des Fußgelenks

37

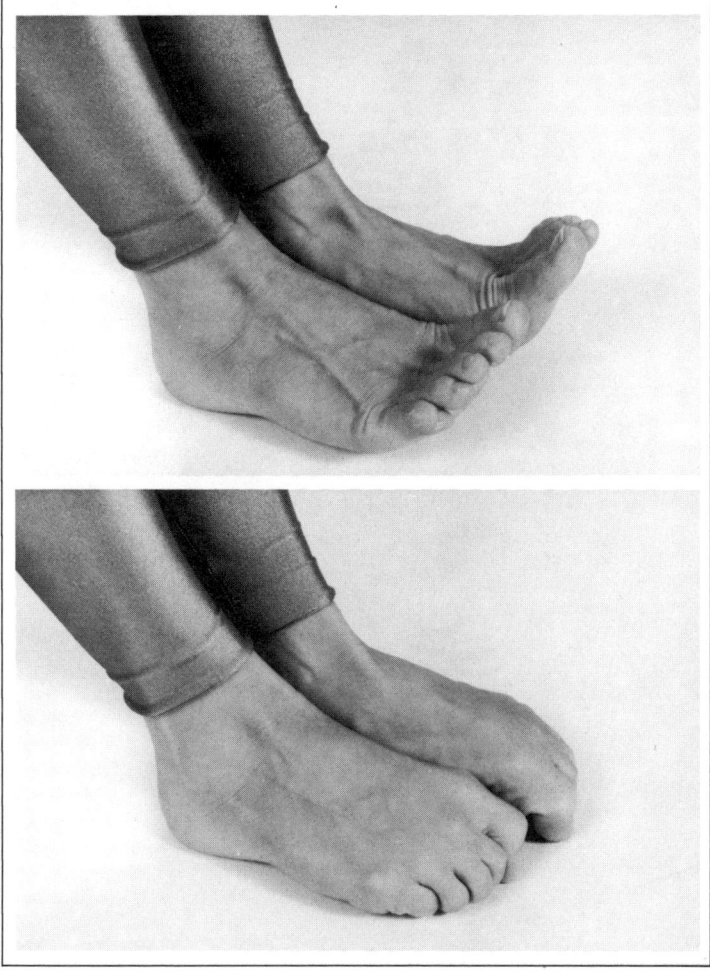

Übungen im Sitzen auf einem Hocker

Ausgangsposition: Sitz, Beine geschlossen, Oberkörper aufrecht

Bewegungsaufgabe: Die Füße nach hinten bis unter die Sitzfläche schieben, wobei die Fersen in Bodenkontakt bleiben sollen, und anschließend Rückbewegung

Belastung: 8 bis 10 Wiederholungen

Hauptwirkung: Dehnung der Fuß- und Beinmuskeln

38

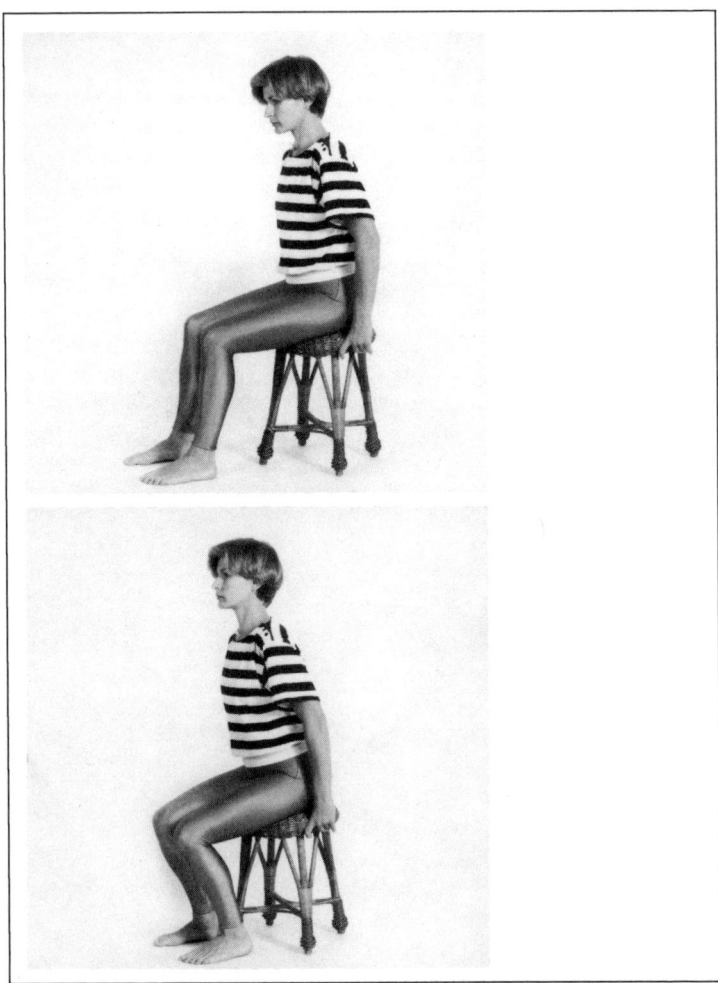

Ausgangsposition: Sitz, Oberkörper aufrecht
Bewegungsaufgabe: Die Zehen einrollen, dann die Beine strek-
ken und gleichzeitig anheben und die Ze-
hen spreizen; anschließend Ausgangsstellung einnehmen
Belastung: 8 bis 10 Wiederholungen
Hauptwirkung: Dehnen und Kräftigen der Fuß- und Beinmuskeln, verbessert die Beweglichkeit der
Zehen

39

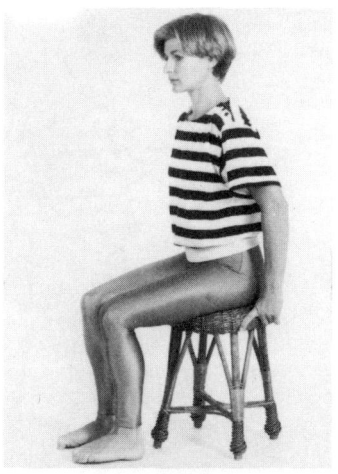

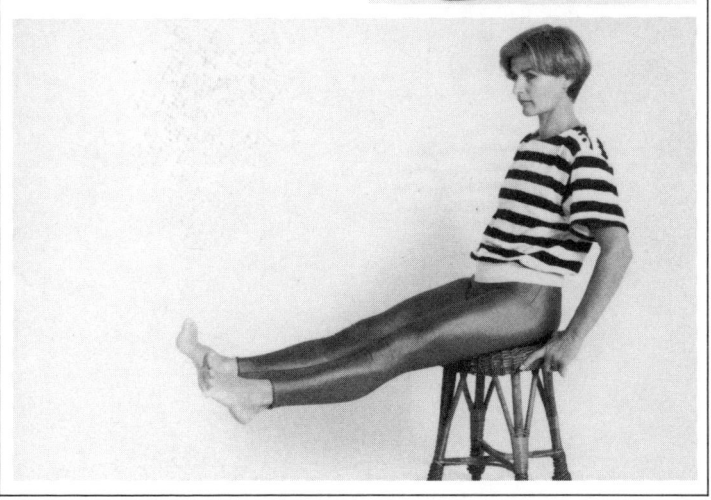

Übungen im Sitzen auf einem Hocker

Ausgangsposition: Sitz, Beine leicht geöffnet, Oberkörper aufrecht, Hände liegen auf den Oberschenkeln

Bewegungsaufgabe: Spreizen der Zehen und im Wechsel die
Fußaußenkanten und Fußinnenkanten an-
heben

Belastung: 8 bis 10 Wiederholungen

Hauptwirkung: Dehnen und Kräftigen der Fußmuskeln, verbessert die Beweglichkeit der Zehen

40

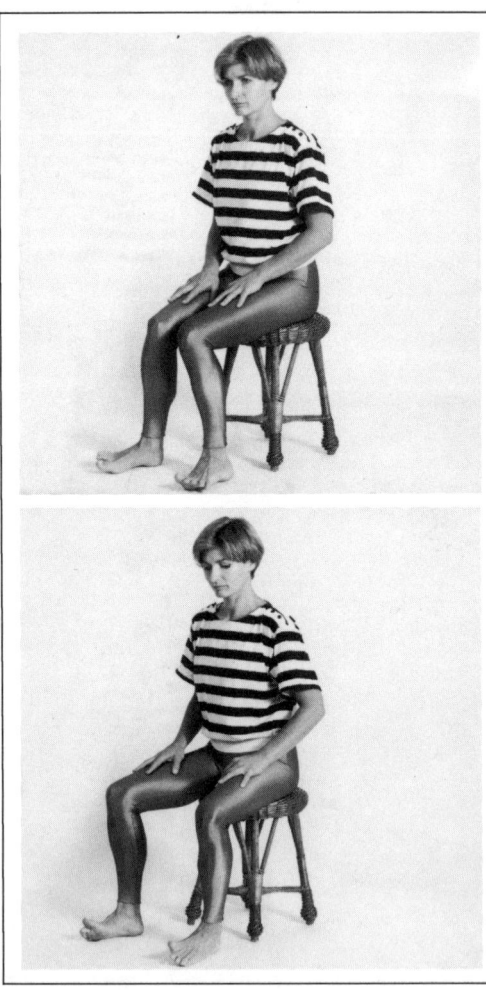

Übungen im Sitzen auf einem Hocker

Ausgangsposition: Sitz, Beine geschlossen, Oberkörper aufrecht

Bewegungsaufgabe: Spreizen und Einrollen der Zehen

Belastung: 10 bis 15 Wiederholungen

Hauptwirkung: Kräftigen der Zehen- und Fußmuskeln, verbessert die Beweglichkeit der Zehen

41

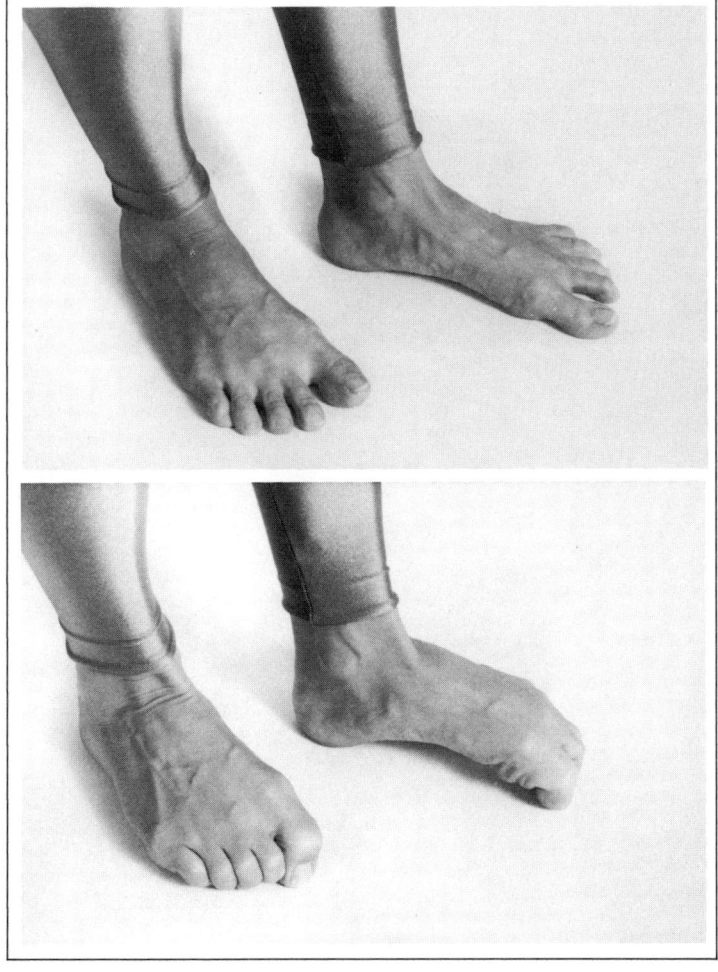

Übungen im Sitzen auf einem Hocker

Ausgangsposition: Sitz, Oberkörper aufrecht, Hände auf den Oberschenkeln, ein Ball zwischen den Füßen

Bewegungsaufgabe: Anheben der Füße und dabei den Druck auf den Ball erhöhen

Belastung: 4 bis 6 Wiederholungen, dabei jeweils 5 Sekunden pressen

Hauptwirkung: Kräftigung der Fuß- und Beinmuskeln

42

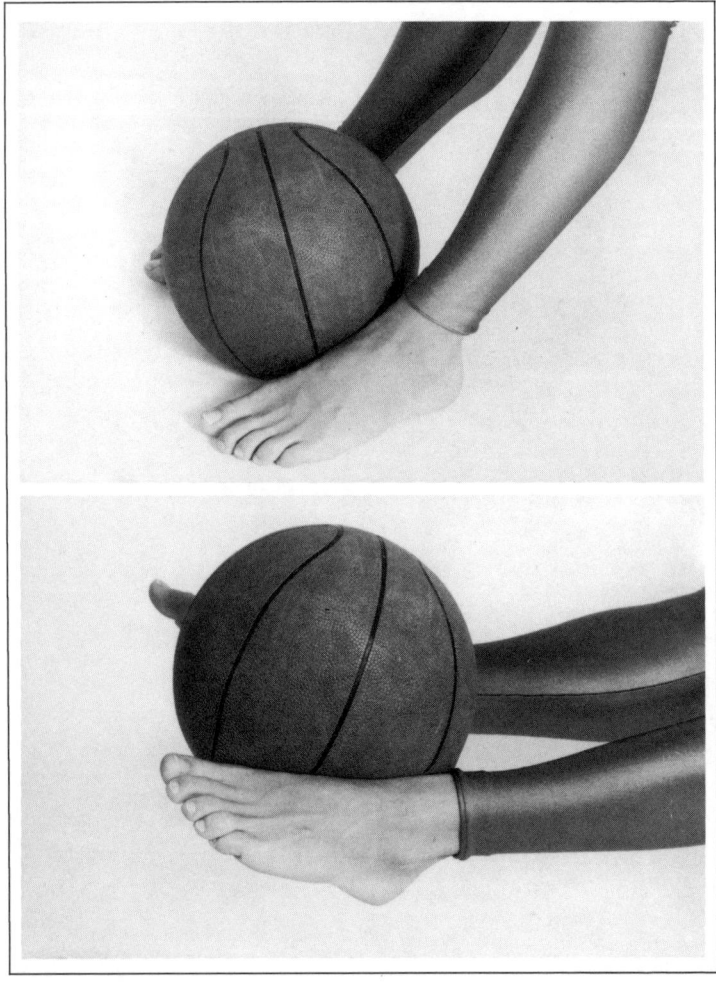

Ausgangsposition:	Sitz, Oberkörper aufrecht, Füße stecken in einer Gummischlaufe
Bewegungsaufgabe:	Die Füße anheben und gegen den Widerstand des Gummis auseinanderdrücken
Belastung:	6 bis 8 Wiederholungen; jeweils 5 Sekunden drücken
Hauptwirkung:	Kräftigung der Fuß- und Beinmuskeln

43

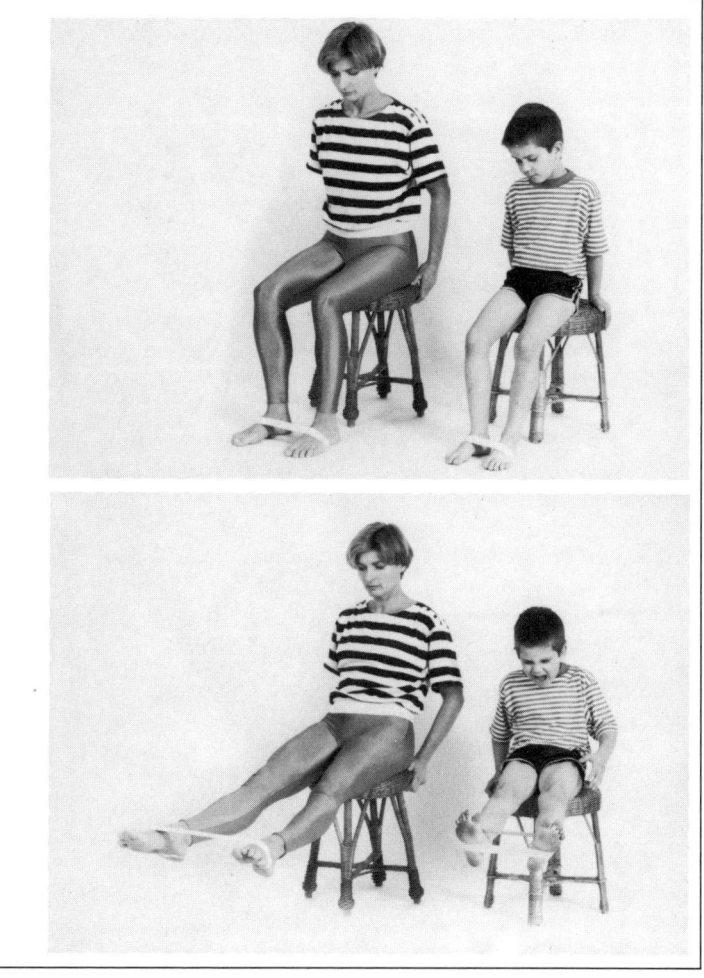

Übungen im Sitzen auf einem Hocker

Ausgangsposition: Sitz, Oberkörper aufrecht, Hände auf den Oberschenkeln, Füße in einem liegenden Plasteeimer

Bewegungsaufgabe: Auseinanderdrücken der Füße gegen den Widerstand des Eimers

Belastung: 6 bis 8 Wiederholungen; den Druck jeweils 5 Sekunden halten

Hauptwirkung: Kräftigung der Fuß- und Beinmuskeln

44

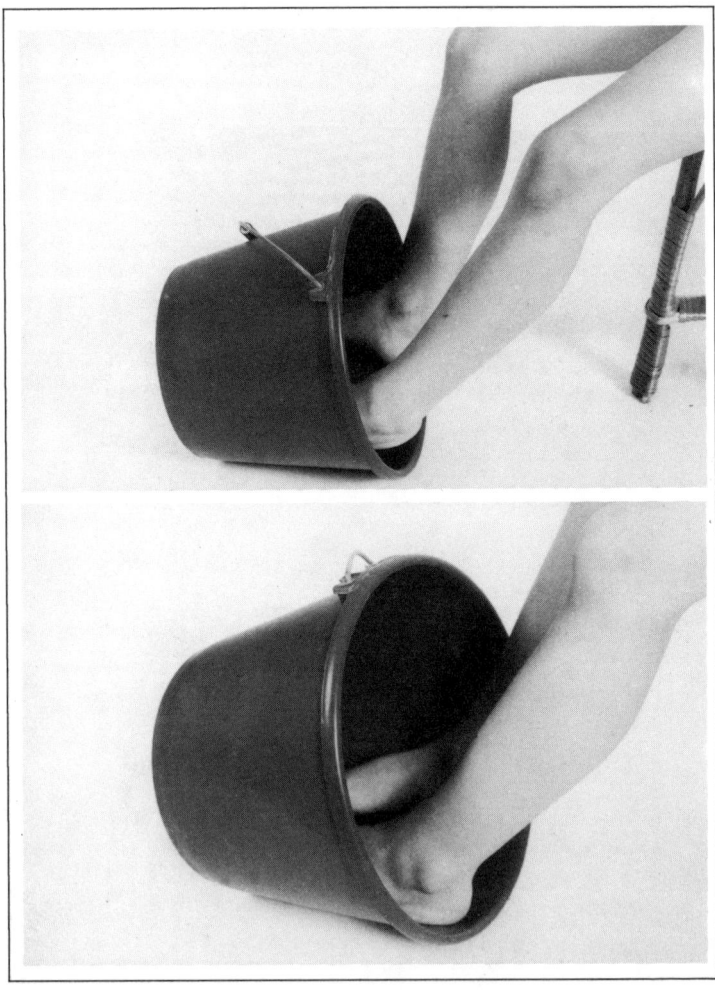

Ausgangsposition:	Grundstellung
Bewegungsaufgabe:	Die Fersen anheben zum Ballenstand und wieder zur Grundstellung absenken
Belastung:	10 bis 15 Wiederholungen
Hauptwirkung:	Kräftigen der Zehen-, Fuß- und Beinmuskeln

45

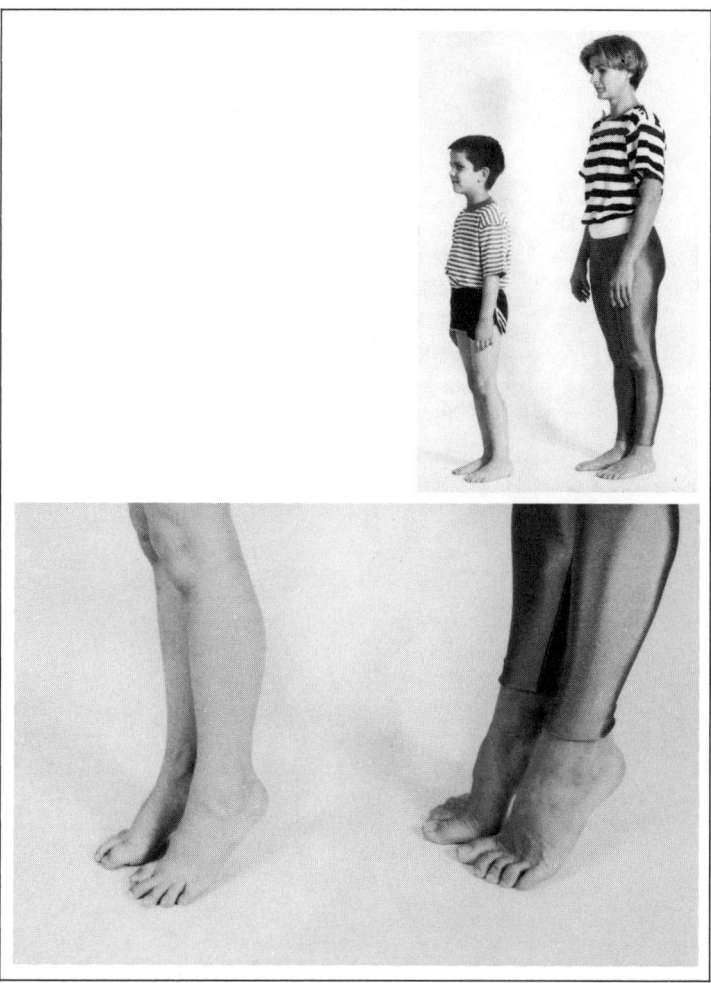

Übungen im Stehen

Ausgangsposition: Grundstellung
Bewegungsaufgabe: Heben von Ballen und Ferse widergleich im Wechsel
Belastung: 10 bis 15 Wiederholungen
Hauptwirkung: Dehnung und Kräftigung der Zehen-, Fuß- und Beinmuskeln

46

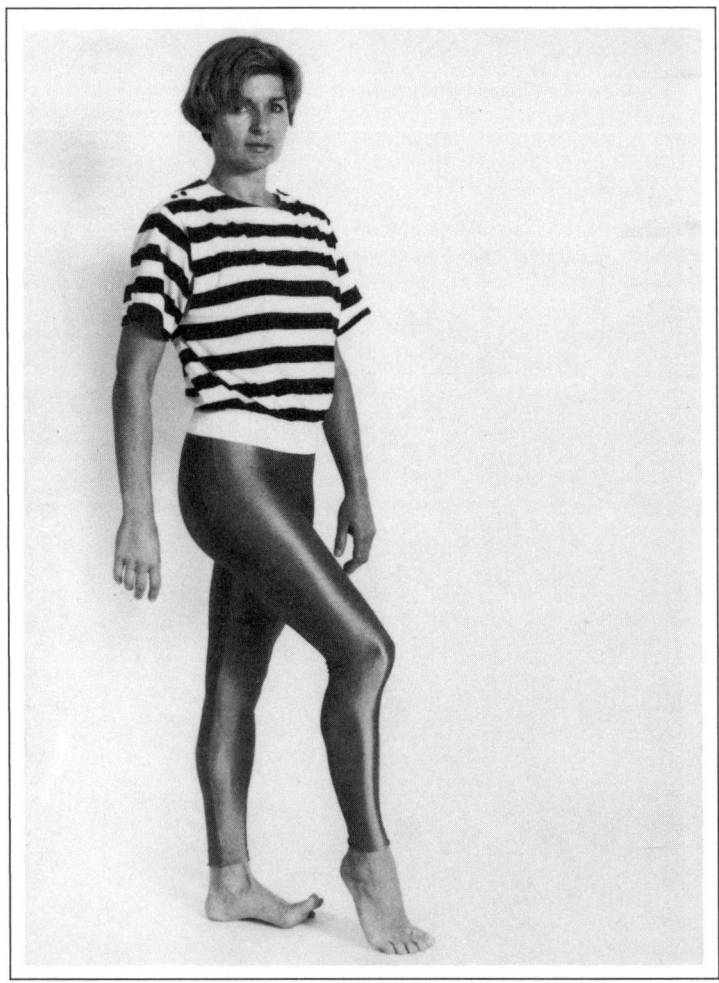

Ausgangsposition:	Grundstellung
Bewegungsaufgabe:	Die Ballen zum Fersenstand anheben und wieder absenken
Belastung:	10 bis 15 Wiederholungen
Hauptwirkung:	Dehnen und Kräftigen der Zehen-, Fuß- und Beinmuskeln

47

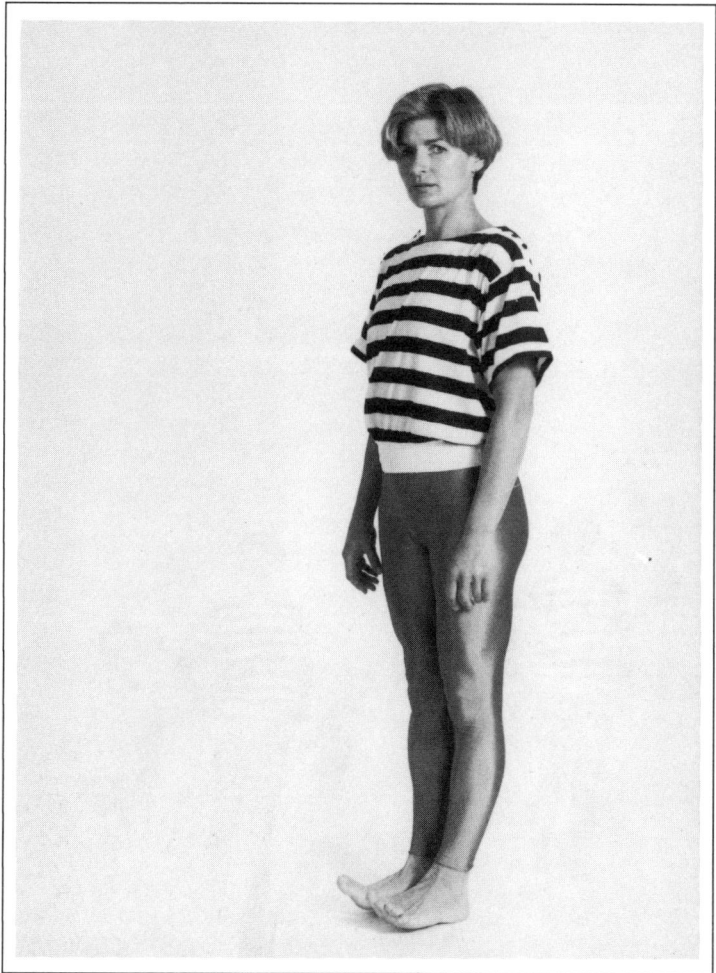

Übungen im Stehen

Ausgangsposition: Ballenstand
Bewegungsaufgabe: Über die Fußaußenkanten zum Fersen-
stand abrollen, dann erneut auf den Außen-
kanten zurück in den Ballenstand rollen.
Belastung: 8 bis 10 Wiederholungen
Hauptwirkung: Dehnen und Kräftigen der Zehen-, Fuß-
und Beinmuskeln

48

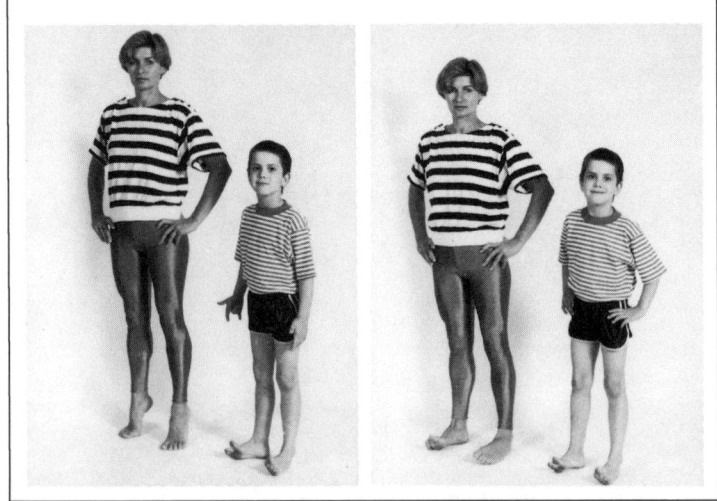

Ausgangsposition:	Ein Bein gestreckt rückgespreizt und mit der Zehenspitze aufgesetzt
Bewegungsaufgabe:	Den Fuß gegen den Zehenwiderstand auf dem Boden schleifend nach vorn ziehen und wieder zurücksetzen
Belastung:	3 bis 4 Wiederholungen mit jedem Bein
Hauptwirkung:	Dehnung und Kräftigung der Zehen- und Fußmuskeln

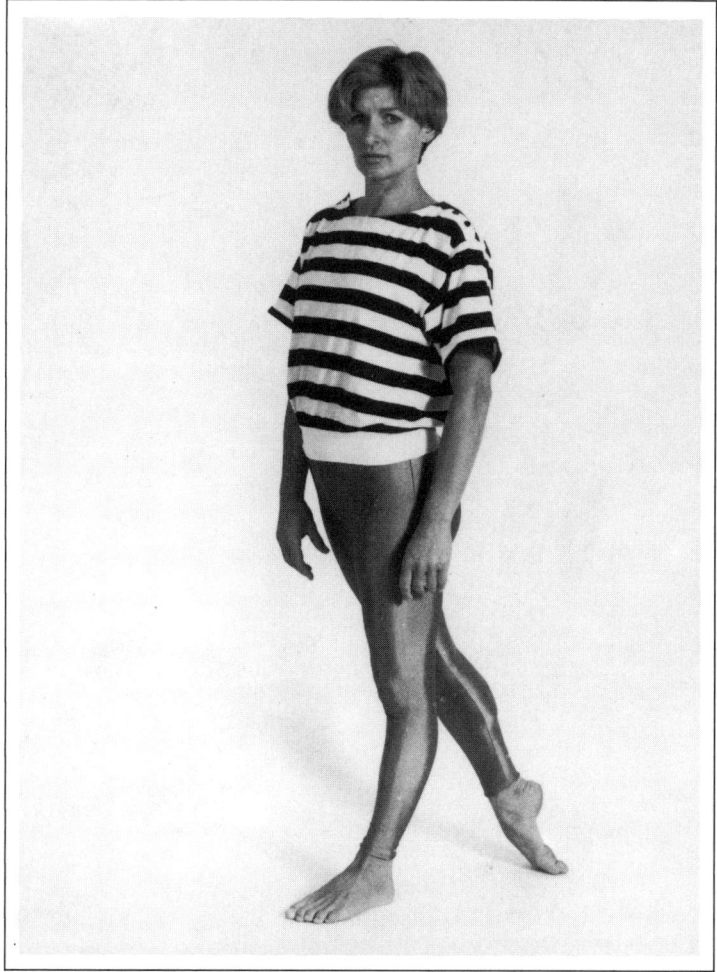

49

Übungen im Stehen

Ausgangsposition:	Ballenstand, Arme in Hochhalte
Bewegungsaufgabe:	Senken des Körpers in die Hocke, gleichzeitig die Arme senken; ohne Pause die Ausgangsstellung wieder einnehmen
Belastung:	8 bis 10 Wiederholungen
Hauptwirkung:	Kräftigen der Zehen-, Fuß- und Beinmuskeln

50

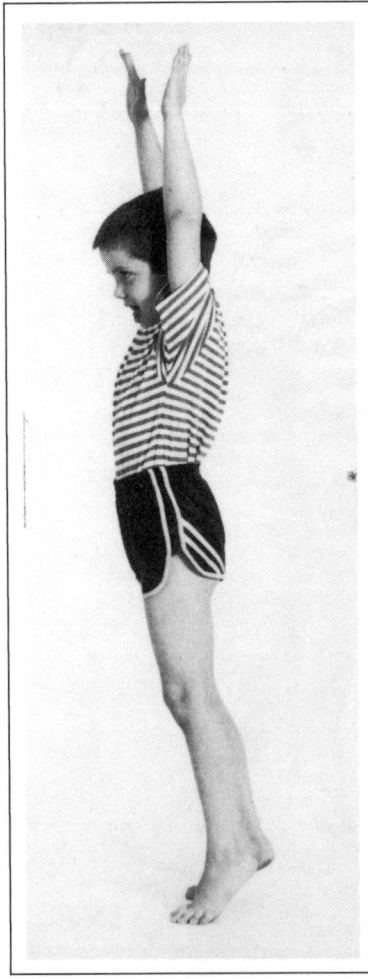
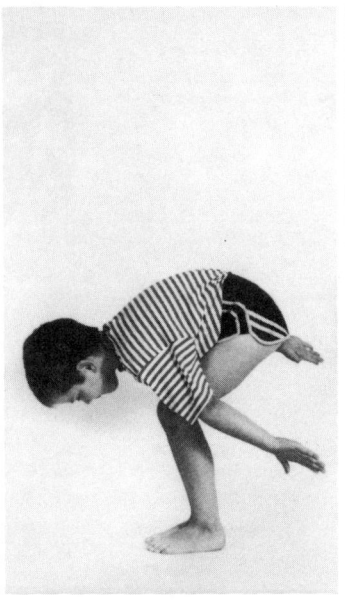

Ausgangsposition:	Stand auf einer Treppenstufe o. ä.; Fersenfreiheit
Bewegungaufgabe:	Die Fersen heben und möglichst weit senken
Belastung:	10 bis 15 Wiederholungen
Hauptwirkung:	Dehnen und Kräftigen der Zehen-, Fuß- und Beinmuskeln

51

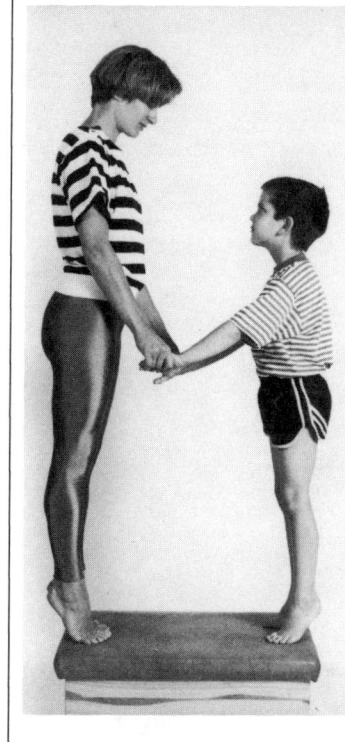
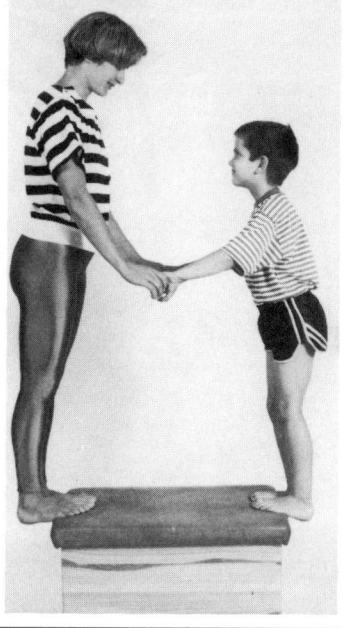

Übungen im Stehen

Ausgangsposition: Schrittstellung
Bewegungsaufgabe: Das hintere Bein kräftig vom Boden abdrükken, vorpendeln lassen und wieder zurücksetzen
Belastung: 10 Wiederholungen mit jedem Bein
Hauptwirkung: Kräftigung der Zehen-, Fuß- und Beinmuskeln

52

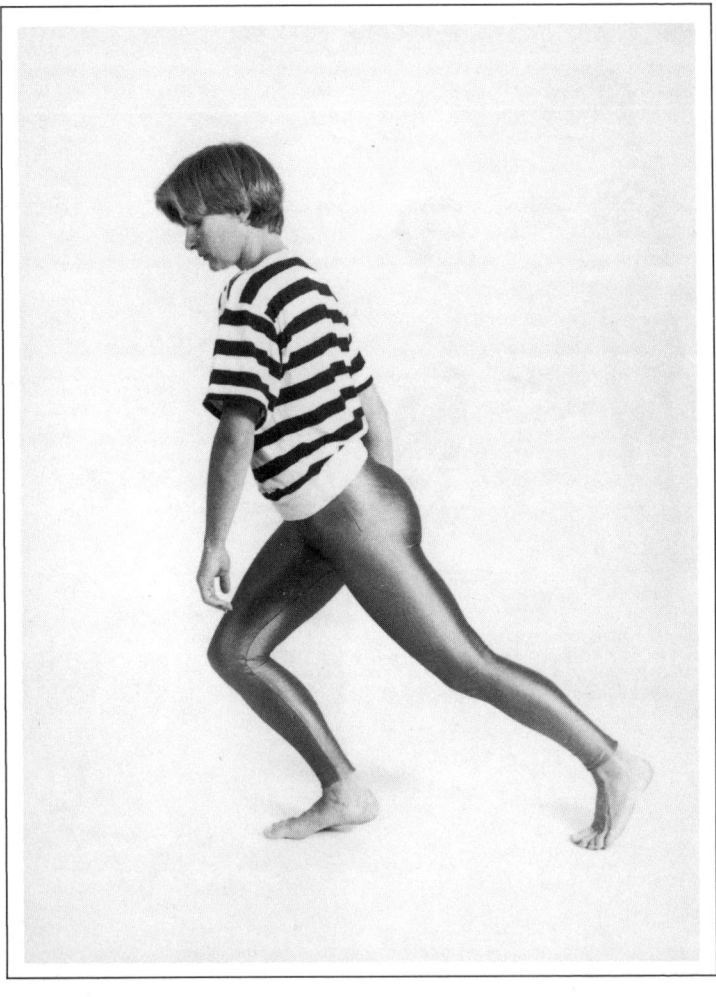

Ausgangsposition:	Ballenstand, Flechtgriff vor dem Körper
Bewegungsaufgabe:	Beide Fersen auswärts drehen und abwechselnd das Gewicht so verlagern, daß der Fuß eines Beines kurzzeitig seitwärts angehoben werden kann (Charleston-Tanz)
Belastung:	15 bis 20 Sekunden in unterschiedlichem Tempo
Hauptwirkung:	Kräftigt und dehnt Zehen-, Fuß- und Beinmuskeln

53

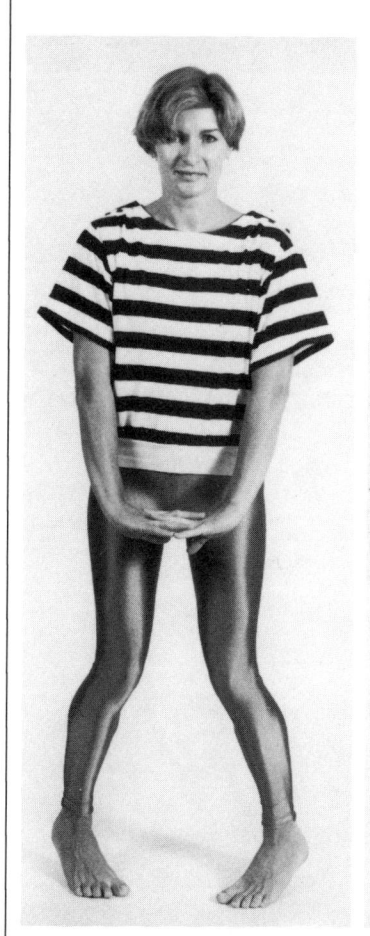
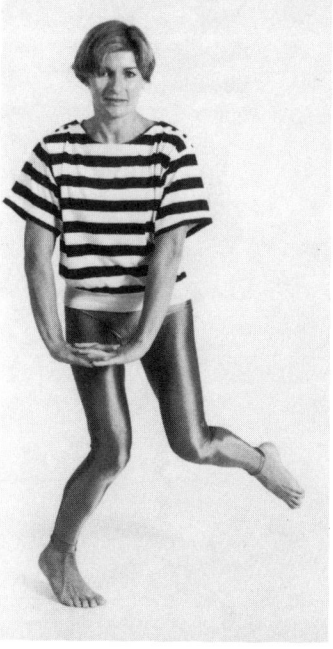

Übungen im Stehen

Ausgangsposition: Grundstellung
Bewegungsaufgabe: Einrollen der Zehen zum Fersen-Zehen-
                                  Stand und Rückbewegung in die Ausgangs-
                                    position
Belastung: 10 bis 15 Wiederholungen in langsamem
                                    Tempo
Hauptwirkung: Kräftigung von Zehen- und Fußmuskeln

54

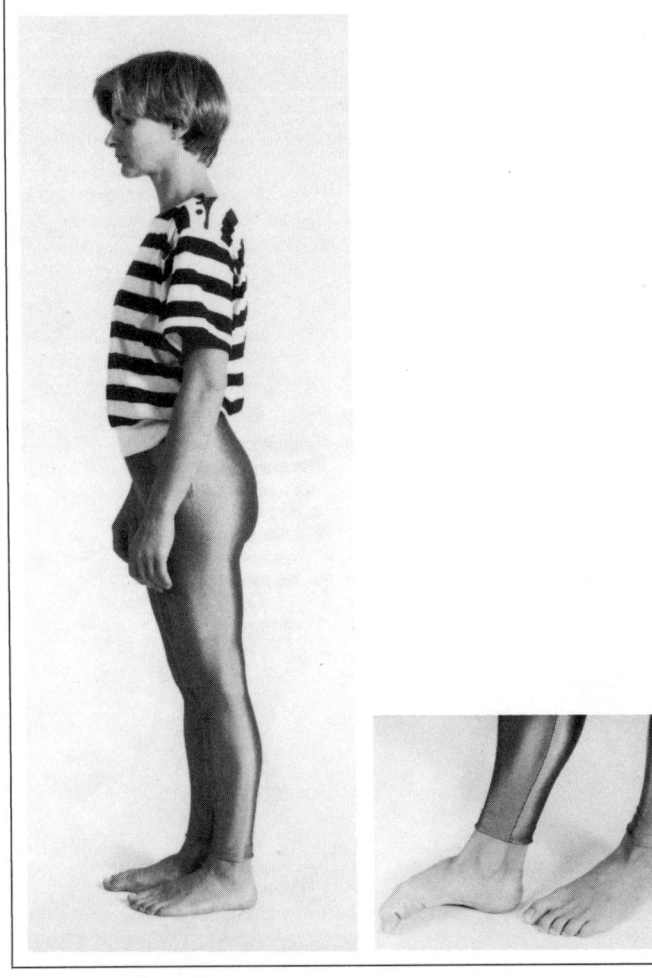

Ausgangsposition: Grundstellung
Bewegungsaufgabe: Durch Anheben und Verschieben der Fersen und Ballen im Wechsel – beide Füße parallel bewegen – seitwärts „wandern"
Belastung: 2 Meter in langsamem Tempo
Hauptwirkung: Dehnung und Kräftigung der Fuß- und Beinmuskeln

55

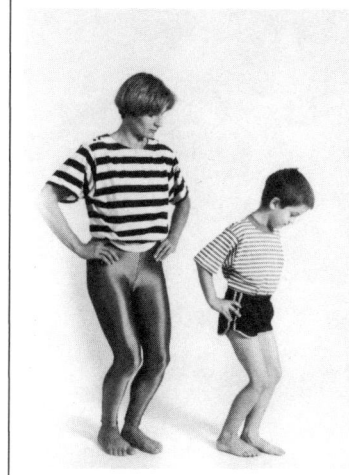
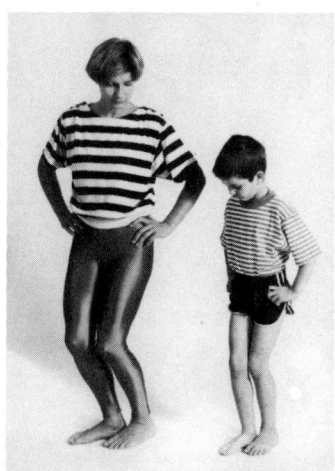

Übungen im Stehen

Ausgangsposition: Stand auf einem Bein, die Fußsohle des
                              anderen Beines liegt auf einem Ball
Bewegungsaufgabe: Den Ball mit der Fußsohle um das Stand-
                              bein herum- und wieder zurückführen
Belastung: 2 Wiederholungen mit jedem Bein
Hauptwirkung: Sensibilisiert die Fußsohle, verbessert die
                              Beweglichkeit im Fußgelenk

56

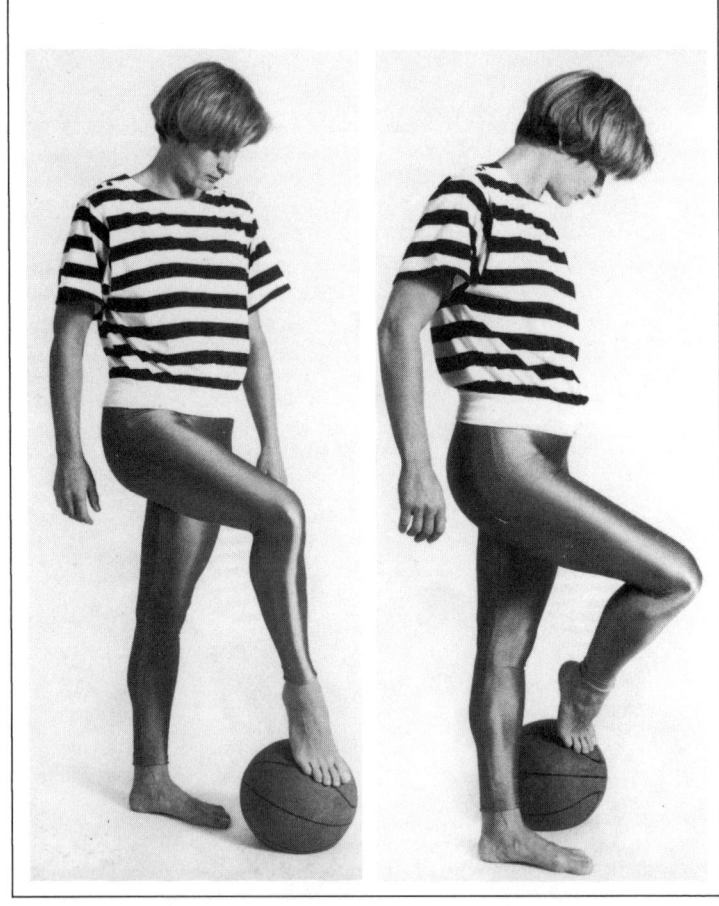

Ausgangsposition:	Stand auf einem Bein, zwischen Fuß und Schienbein des anderen Beines einen Ball eingeklemmt
Bewegungsaufgabe:	Das Bein mit dem Ball vorspreizen, dabei den Ball möglichst nicht herunterfallen lassen
Belastung:	2 bis 3 Versuche mit jedem Bein
Hauptwirkung:	Komplexe Kräftigung im Bein-Fuß-Bereich

57

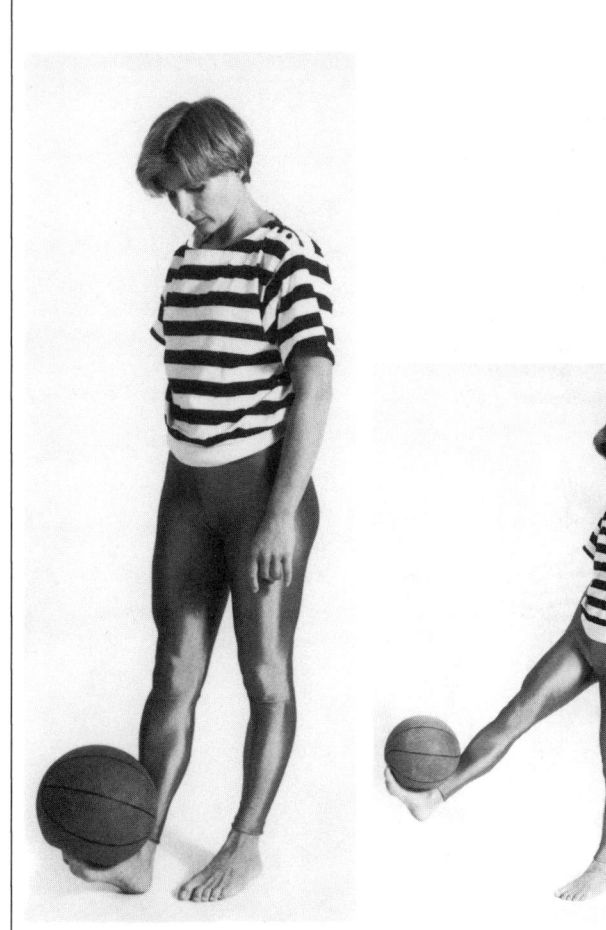

Übungen im Stehen

Ausgangsstellung:	Grundstellung
Bewegungsaufgabe:	Abwechselnd die Fersen und Ballen anheben, nach außen drücken und in die Ausgangsstellung zurückbewegen
Belastung:	4 bis 6 Wiederholungen
Hauptwirkung:	Dehnen und Kräftigen der Fuß- und Beinmuskeln

58

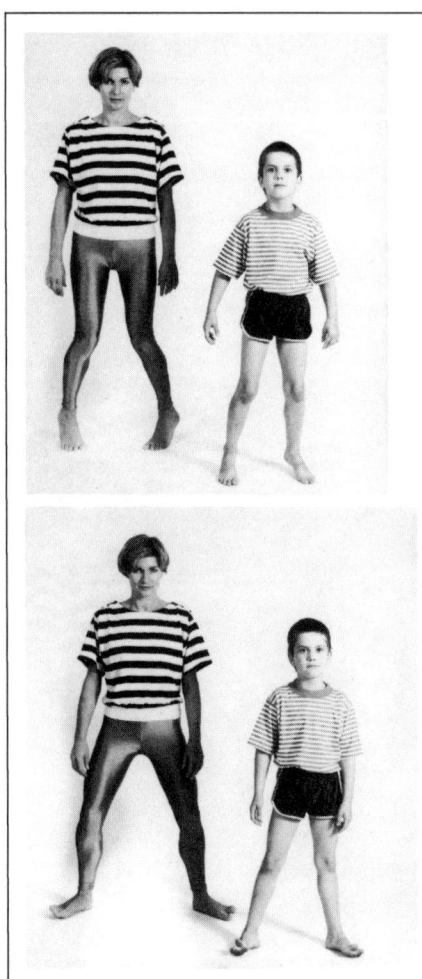

Ausgangsposition:	Schrittstellung vor einem kleinen Ball, Zehen des vorderen Fußes eingerollt
Bewegungsaufgabe:	Ball mit den Zehen wegstoßen und mit dem Fuß im „Raupengang" (Einrollen und Vorstrecken der Zehen) verfolgen
Belastung:	2 bis 3 Wiederholungen mit jedem Fuß
Hauptwirkung:	Kräftigung der Zehen-, Fuß- und Beinmuskeln, verbessert die Beweglichkeit der Zehen

59

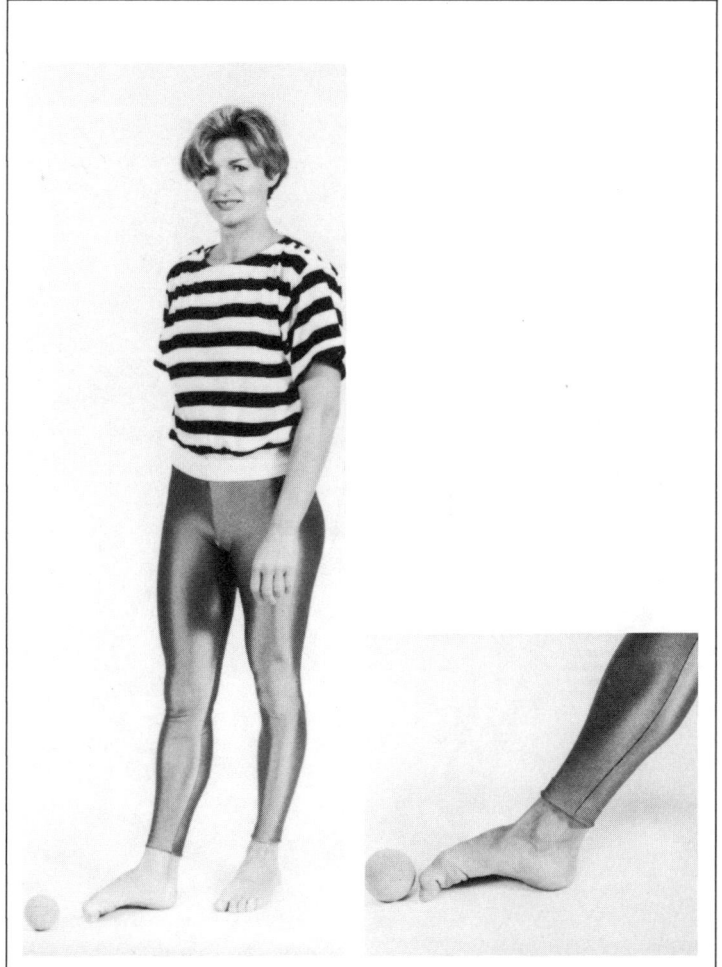

Übungen im Stehen

Ausgangsposition: Seitgrätschstand
Bewegungsaufgabe: Mit den Füßen einen Ball hin- und herstoßen, Fersen dabei am Boden lassen
Belastung: 15 bis 20 Sekunden
Hauptwirkung: Dehnung und Kräftigung der Fuß- und Beinmuskeln

60

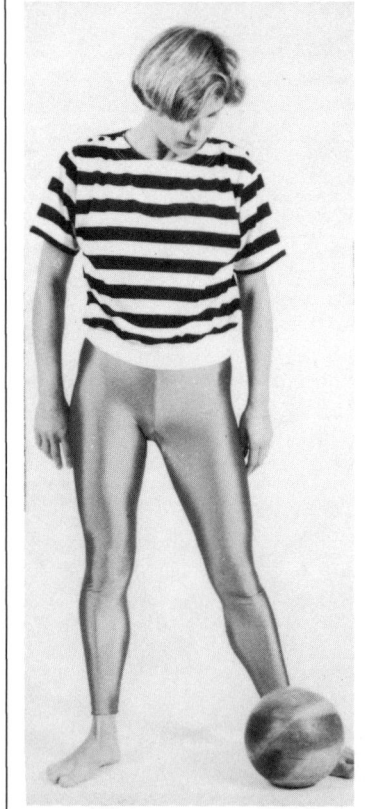
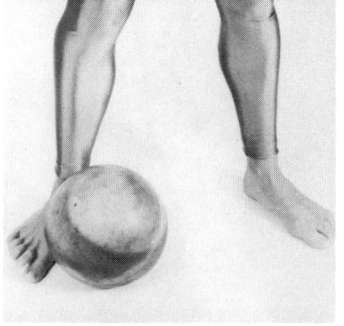

Ausgangsposition:	Stand auf einem Bein, die Fußsohle des anderen Beines ruht auf einem Ball
Bewegungsaufgabe:	Den Ball vor- und rückrollen
Belastung:	4 Wiederholungen mit jedem Bein
Hauptwirkung:	Sensibilisierung der Fußsohle, Verbesserung der Beweglichkeit im Fußgelenk

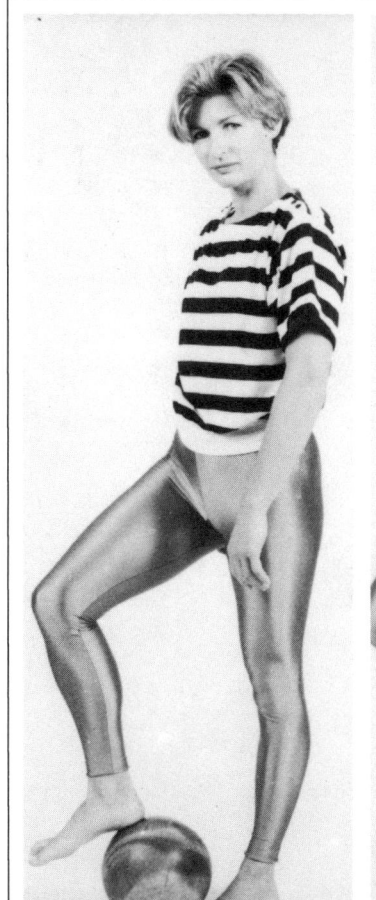
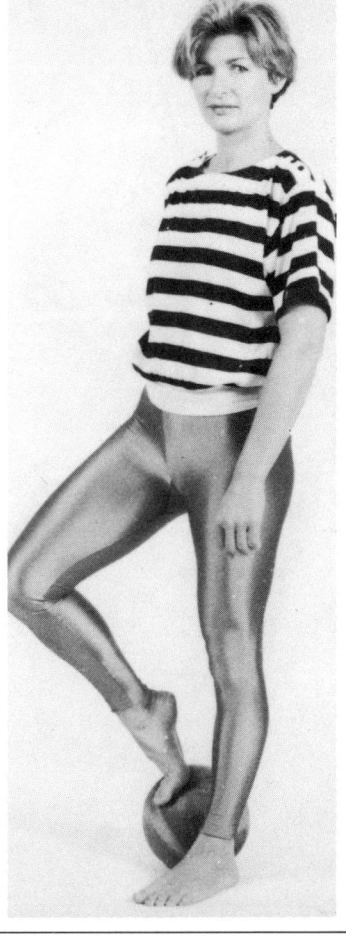

61

Übungen im Stehen

Ausgangsposition: Stand auf einem Bein, die Fußsohle des
anderen Beines auf einem Ball abgesetzt
Bewegungsaufgabe: Den Ball mit Ferse, Fußinnenkante, Zehen
und Fußaußenkante im Kreis rollen
Belastung: 4 Wiederholungen mit jedem Bein
Hauptwirkung: Sensibilisieren des Fußes, verbessert die
Beweglichkeit im Fußgelenk

62

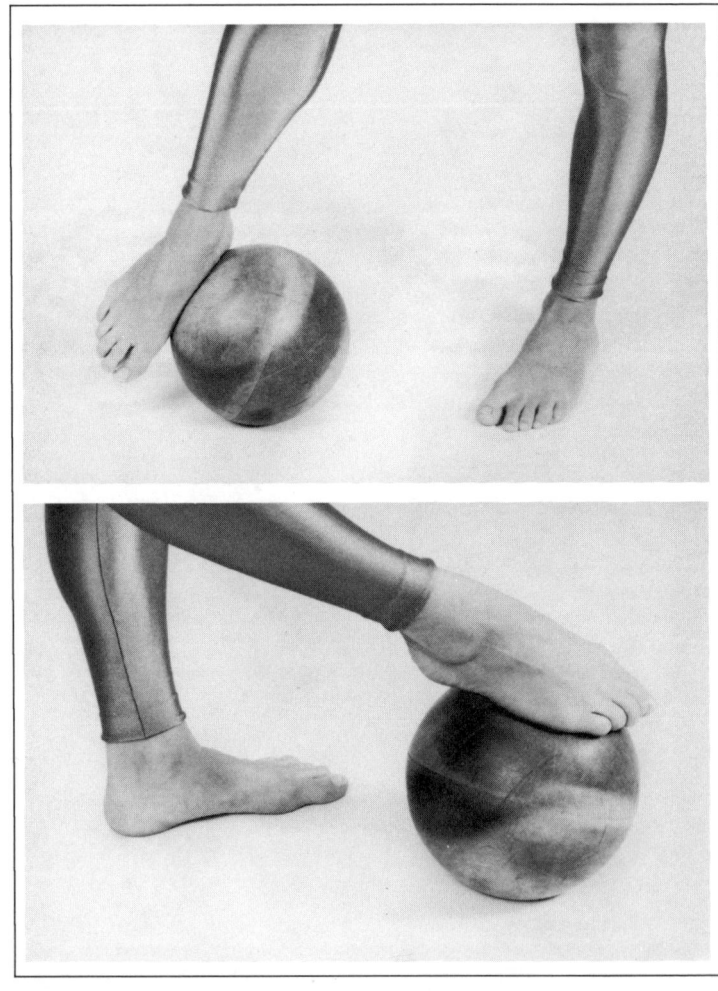

Ausgangsposition: Grundstellung, ein Buch auf dem Kopf
Bewegungsaufgabe: Senken in den Unterschenkelsitz mit aus-
gestreckten Füßen und Rückbewegung in
die Ausgangsstellung
Belastung: 4 bis 6 Wiederholungen
Hauptwirkung: Dehnen und Kräftigen der Zehen-, Fuß-
und Beinmuskeln

63

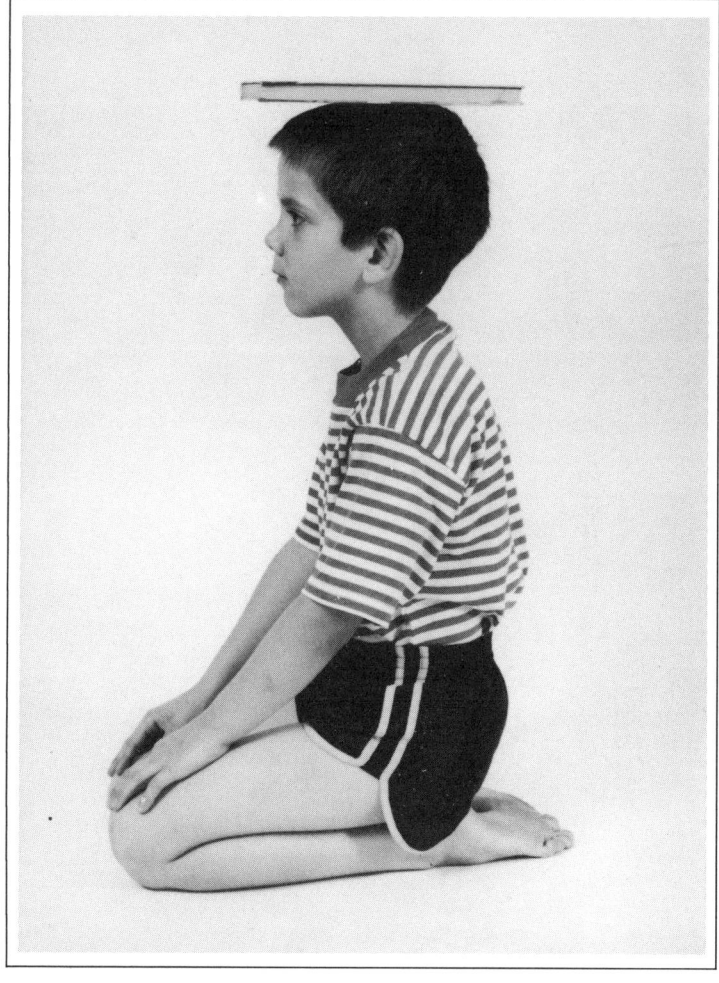

Übungen im Stehen

Ausgangsposition: Grundstellung
Bewegungsaufgabe: Ein Bein rückheben, den Fuß erfassen und derart hochziehen, daß die Fußsohle das Gesäß berührt; anschließend Rückbewegung
Belastung: 4 Wiederholungen mit jedem Bein in langsamem Tempo
Hauptwirkung: Dehnung und Kräftigung der Fuß- und Beinmuskeln

64

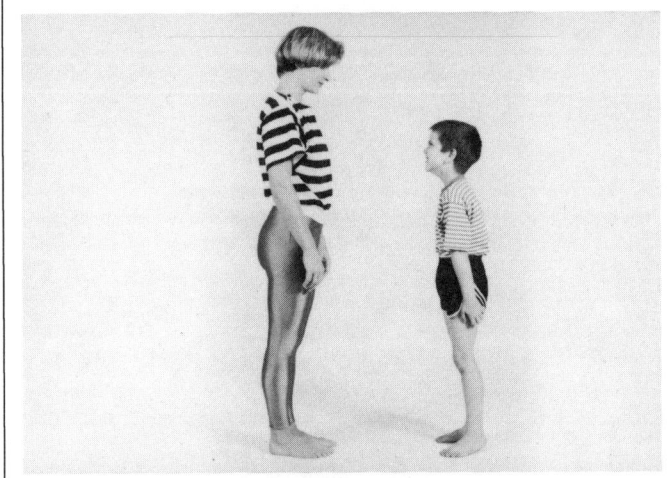

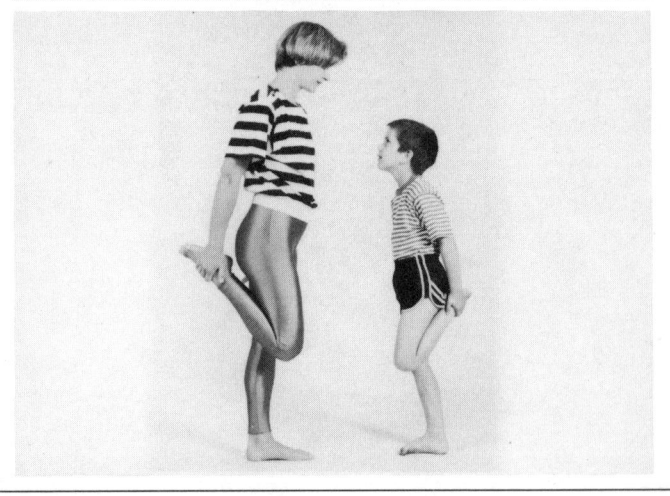

Ausgangsposition: Grundstellung
Bewegungsaufgabe: Gehen mit betontem Abrollen von der
Ferse über den Zehenballen zu den Zehen
(„Storchengang") und hohem Kniehub
Belastung: Dreimal 4 Schritte
Hauptwirkung: Kräftigt und dehnt die Zehen-, Fuß- und
Beinmuskeln, Verbesserung der Beweglich-
keit im Fußgelenk

65

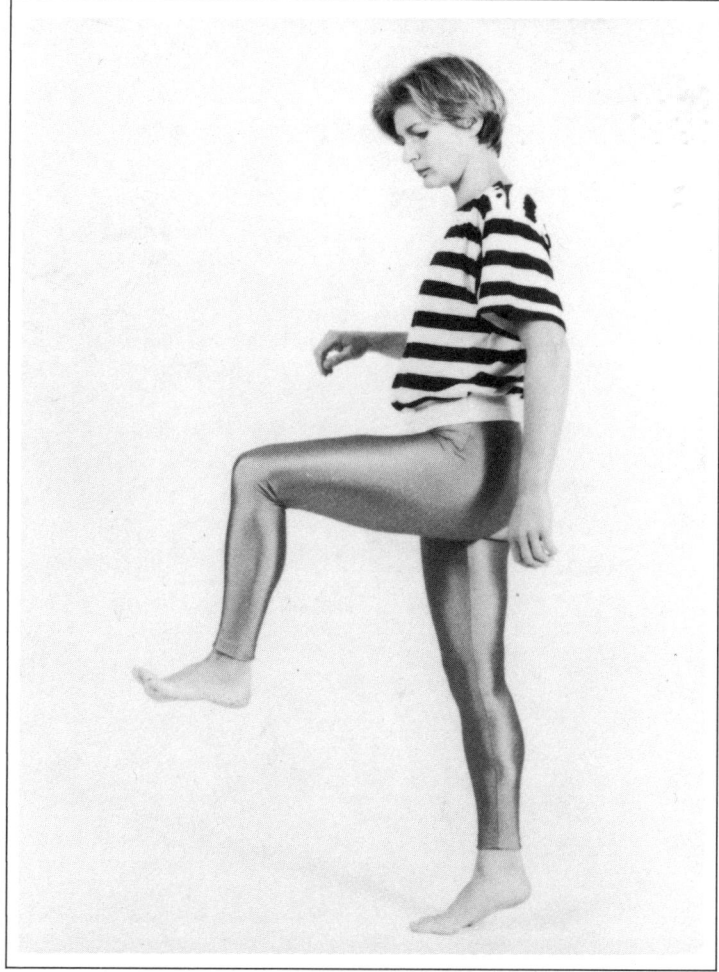

Übungen in der Bewegung

Ausgangsposition:	Grundstellung, Arme in Hochhalte
Bewegungsaufgabe:	Federndes Gehen auf Zehenspitzen und Ballen
Belastung:	Dreimal 2 Meter
Hauptwirkung:	Kräftigen und Dehnen der Zehen-, Fuß- und Beinmuskeln

66

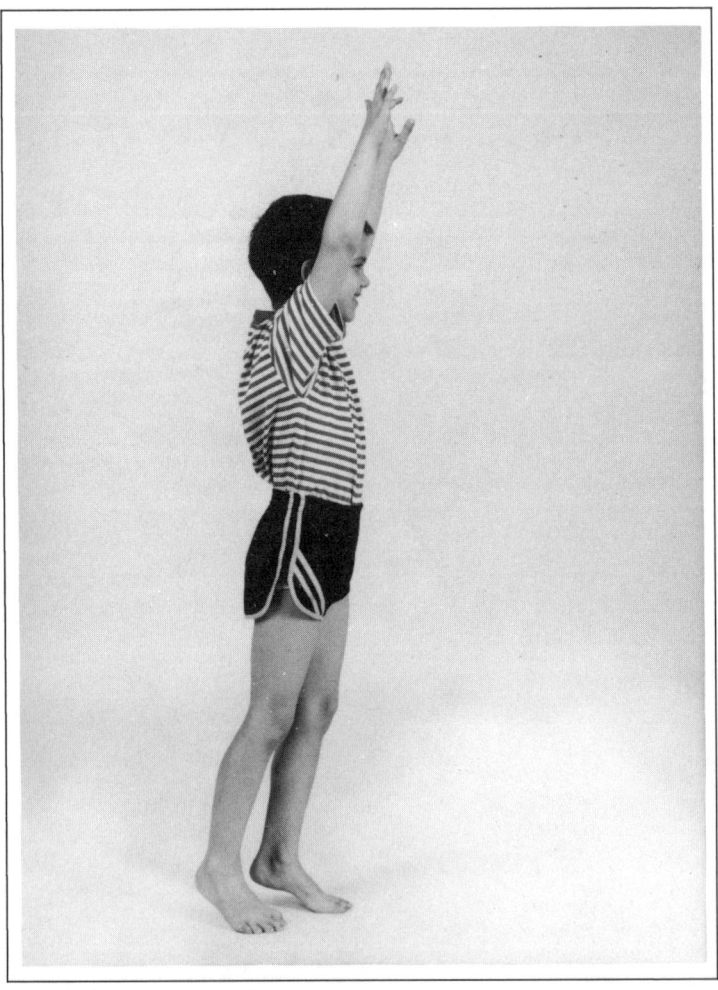

Ausgangsposition:	Schrittstellung auf einem Seil, Arme in Seithalte
Bewegungsaufgabe:	Balancieren auf dem Seil, vorwärts und rückwärts
Belastung:	15 bis 20 Sekunden
Hauptwirkung:	Sensibilisieren der Fußsohle, Dehnung und Kräftigung von Zehen-, Fuß- und Beinmuskeln

67

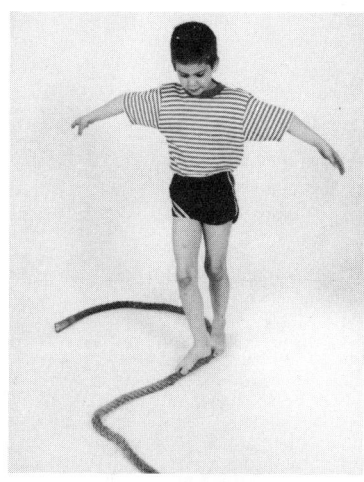

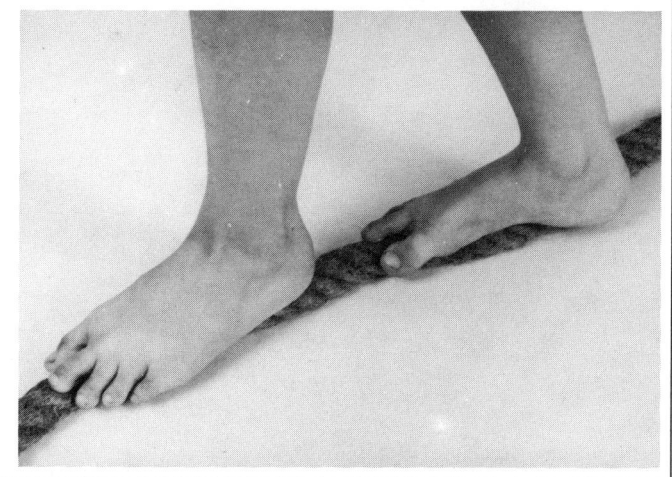

Übungen in der Bewegung

Ausgangsposition:	Grundstellung
Bewegungsaufgabe:	Durch Greifbewegungen mit den Zehen vorwärts bewegen („Raupengang"); dabei das Tempo variieren
Belastung:	2 bis 3 Meter
Hauptwirkung:	Kräftigt die Zehen- und Fußmuskeln, verbessert die Beweglichkeit der Zehen

68

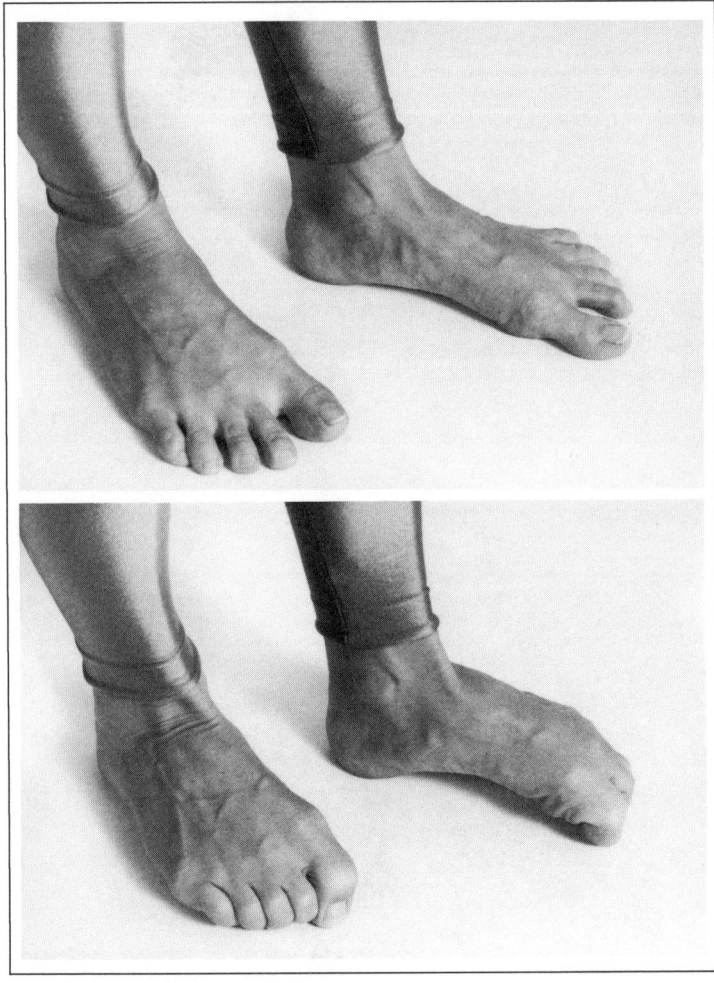

Ausgangsposition: Grundstellung
Bewegungsaufgabe: Beim Treppensteigen auf jeder Stufe ein-
mal in den Zehenstand heben
Belastung: 6 bis 8 Wiederholungen
Hauptwirkung: Dehnung und Kräftigung der Zehen-, Fuß-
und Beinmuskeln

69

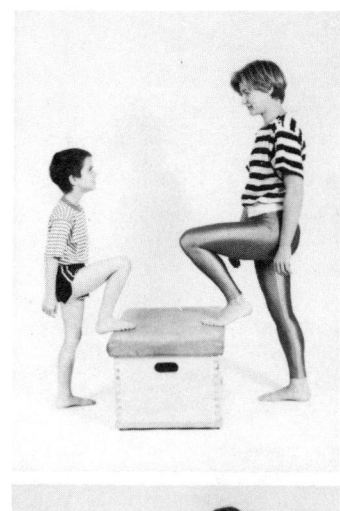

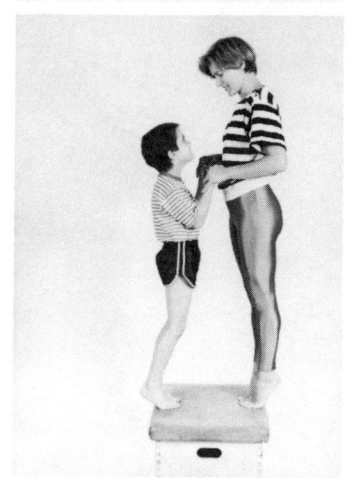

Übungen in der Bewegung

Ausgangsposition:	Liegestütz vorlings
Bewegungsaufgabe:	Im Vierfüßlergang vor- und seitwärts bewegen; dabei auf einen kräftigen Fußabdruck achten
Belastung:	Dreimal 2 Meter
Hauptwirkung:	Kräftigen und Dehnen der Zehen-, Fuß- und Beinmuskeln

70

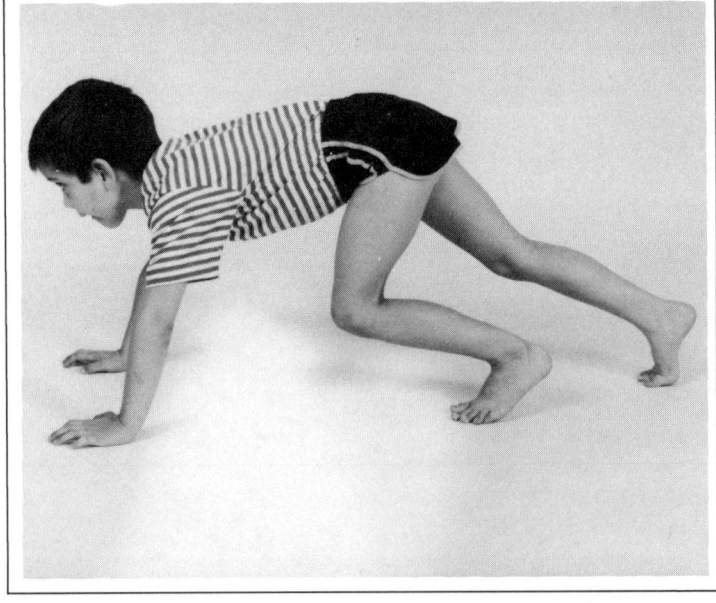

Ausgangsposition:	Grundstellung vor einem Gegenstand
Bewegungsaufgabe:	Übersteigen des Gegenstandes, dabei betontes Abrollen der Füße von der Ferse über den Fußballen zu den Zehen; anschließend Rückbewegung
Belastung:	3 bis 4 Wiederholungen mit jedem Bein
Hauptwirkung:	Dehnung und Kräftigung von Zehen-, Fuß- und Beinmuskeln, verbessert die Beweglichkeit im Fußgelenk

71

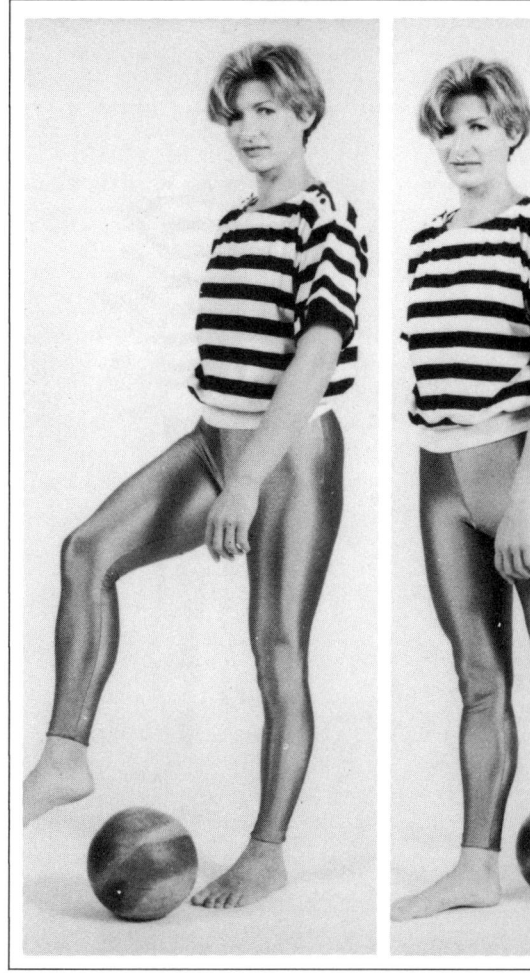

Übungen in der Bewegung

Ausgangsposition: Grundstellung
Bewegungsaufgabe: Kleine Gegenstände mit den Zehen im Vorwärtsgang ergreifen und mit den Händen übernehmen
Belastung: 20 Sekunden
Hauptwirkung: Kräftigt die Zehen- und Fußmuskulatur

72

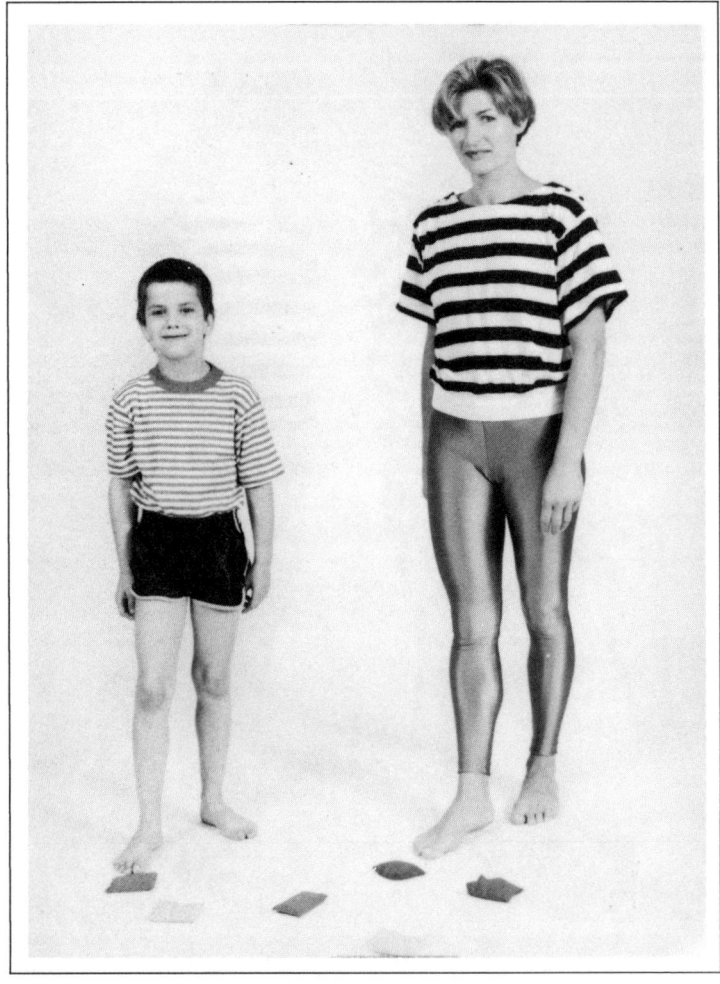

Ausgangsposition: Grundstellung
Bewegungsaufgabe: Am Ort trippeln, trampeln, federn, tasten, stampfen, schleichen
Belastung: 8 bis 10 Sekunden je Bewegung
Hauptwirkung: Sensibilisiert die Fußsohle, Kräftigung und Dehnung der Zehen-, Fuß- und Beinmuskeln

73

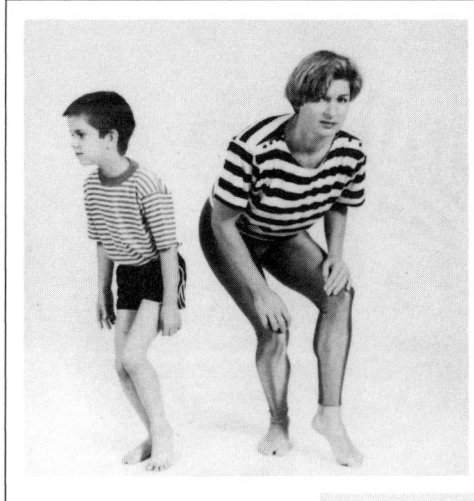
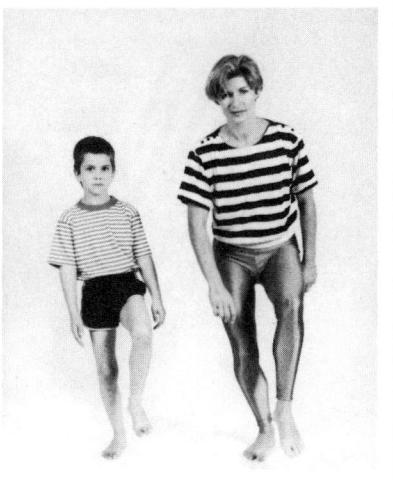

Übungen in der Bewegung

Ausgangsposition: Vierfüßlerstand
Bewegungsaufgabe: Mit betont raumgreifenden Schritten im
                         Vierfüßlergang rückwärts gehen
Belastung: 15 bis 20 Sekunden
Hauptwirkung: Kräftigt die Zehen-, Fuß- und Beinmuskeln

74

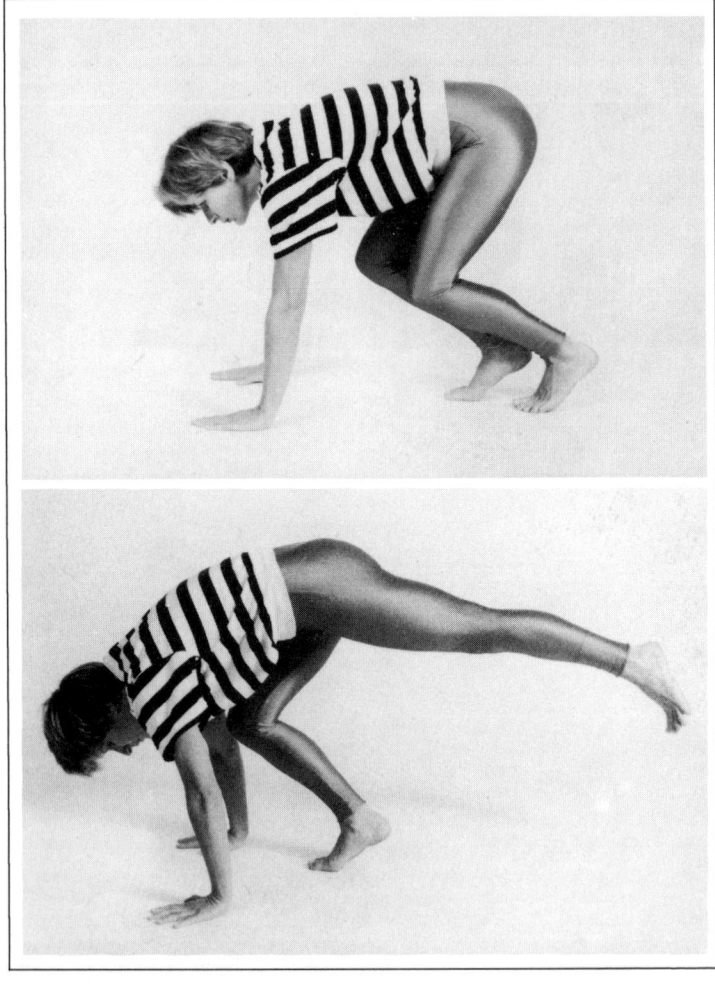

Ausgangsposition:	Hocksitz, Hände hinterm Gesäß aufgestützt
Bewegungsaufgabe:	Gesäß anheben und im Krebsgang vor- und rückwärts bewegen, dabei auf einen kräftigen Fußabdruck achten
Belastung:	15 bis 20 Sekunden
Hauptwirkung:	Kräftigung der Fuß- und Beinmuskeln

75

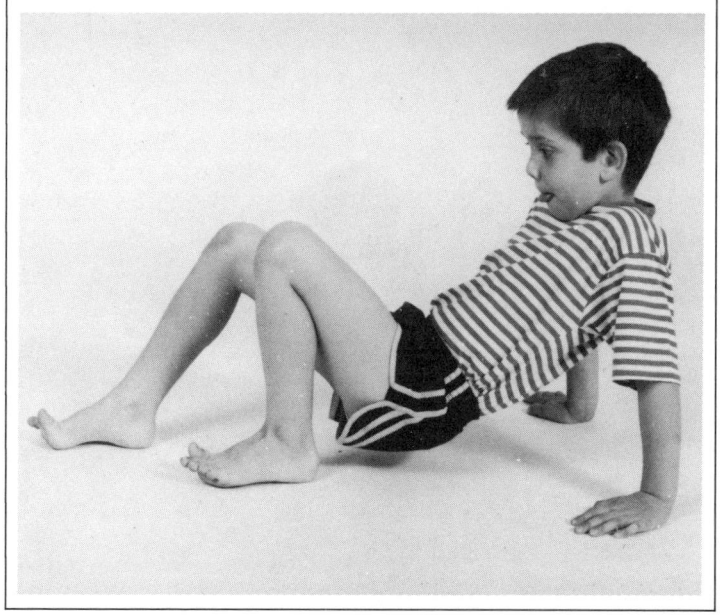

93

Übungen in der Bewegung

Ausgangsposition:	Hockstand, Arme in Vorhalte
Bewegungsaufgabe:	Im federnden Entengang vorwärts und rückwärts bewegen
Belastung:	3 bis 5 Meter
Hauptwirkung:	Dehnen und Kräftigen der Fuß- und Beinmuskeln

76

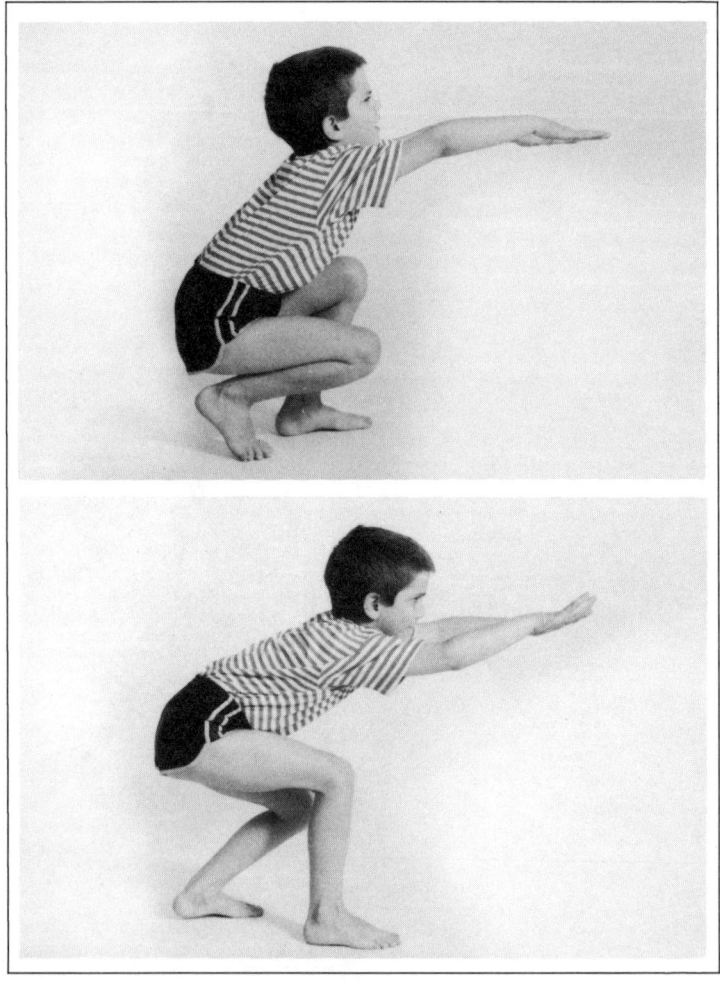

Ausgangsposition: Seitgrätschstand auf einem liegenden Seil
Bewegungsaufgabe: Seitliches Gehen auf dem Seil
Belastung: 15 bis 20 Sekunden
Hauptwirkung: Sensibilisierung des Fußballens, kräftigt die Zehen-, Fuß- und Beinmuskeln

77

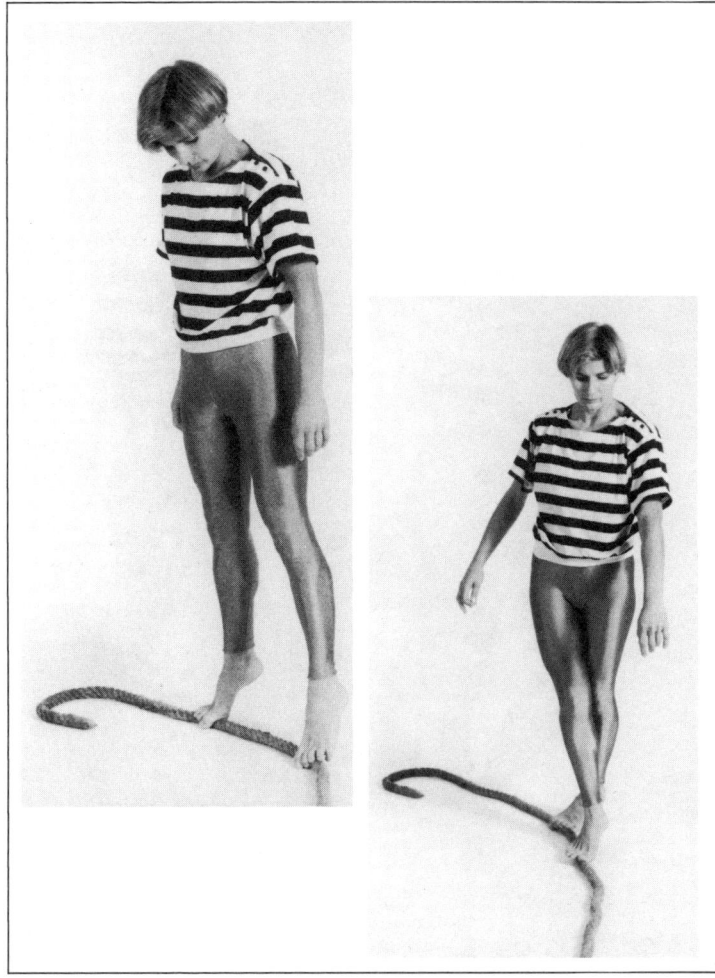

Übungen in der Bewegung

Ausgangsposition: Grundstellung
Bewegungsaufgabe: Kleine Schritte mit aktiver Abrollbewegung
der Füße von der Fußspitze bis zur Ferse
Belastung: 15 bis 20 Sekunden
Hauptwirkung: Dehnen und Kräftigen von Zehen- und Fuß-
muskeln, verbessert die Beweglichkeit im
Fußgelenk

78

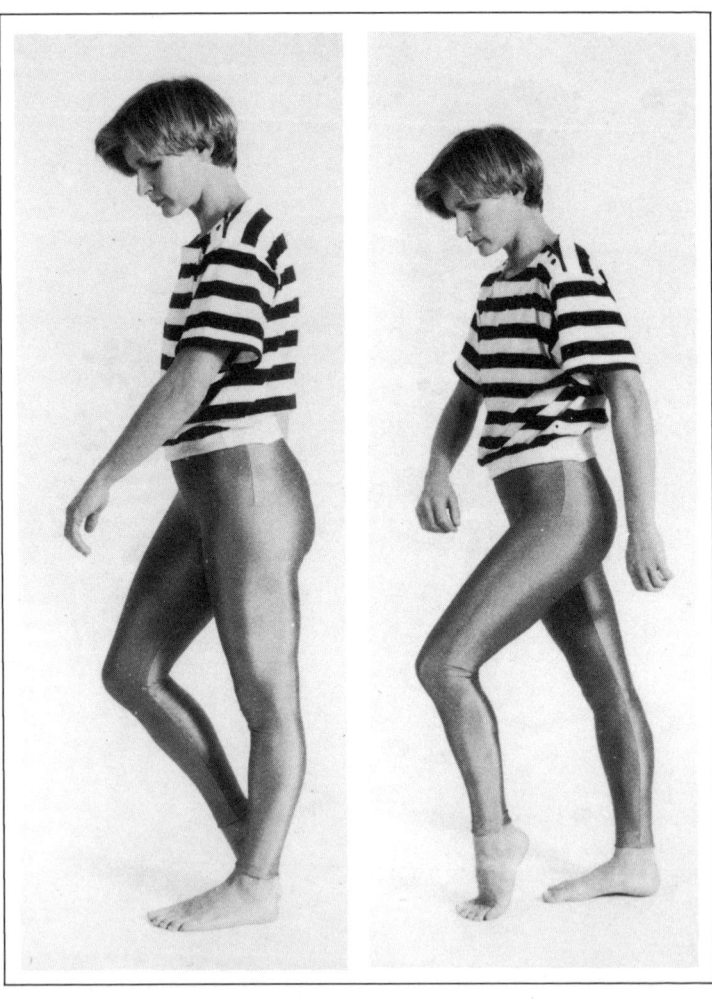

Ausgangsposition:	Grundstellung
Bewegungsaufgabe:	Kleine Laufschritte mit aktivem Ballenab-druck (Kniehebelauf)
Belastung:	15 bis 20 Sekunden
Hauptwirkung:	Kräftigung der Fuß- und Beinmuskeln

79

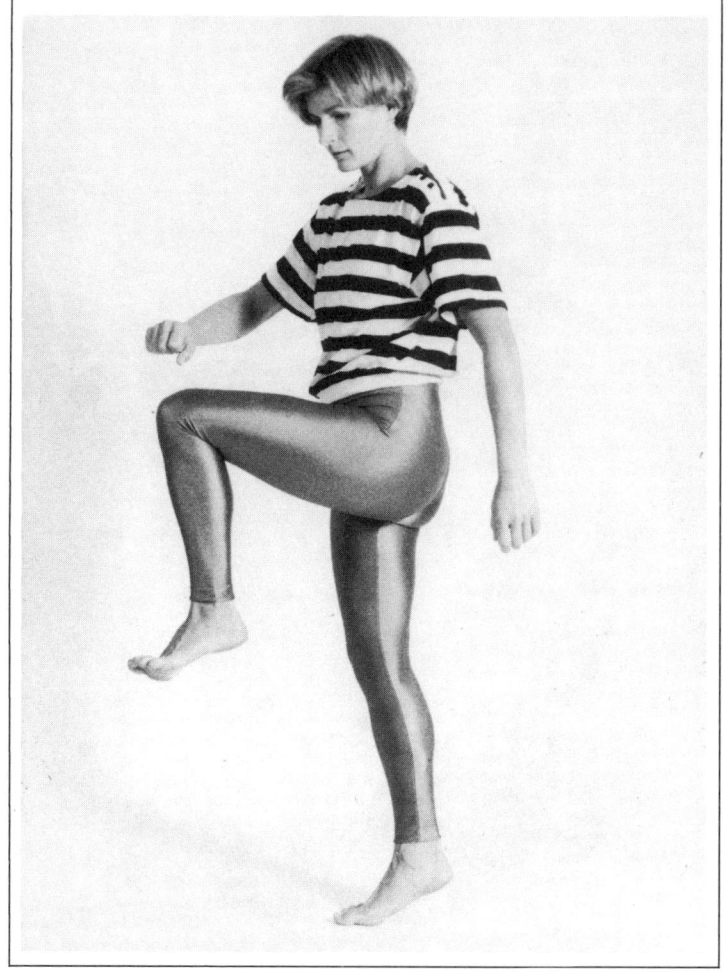

Übungen im Liegen

Ausgangsposition:	Rückenlage, Beine angehoben, Arme neben dem Körper
Bewegungsaufgabe:	Beide Füße gleichzeitig und entgegengesetzt im Wechsel anwinkeln und strecken
Belastung:	10 bis 15 Sekunden
Hauptwirkung:	Dehnen und Kräftigen der Fuß- und Beinmuskeln, Verbesserung der Beweglichkeit im Fußgelenk

80

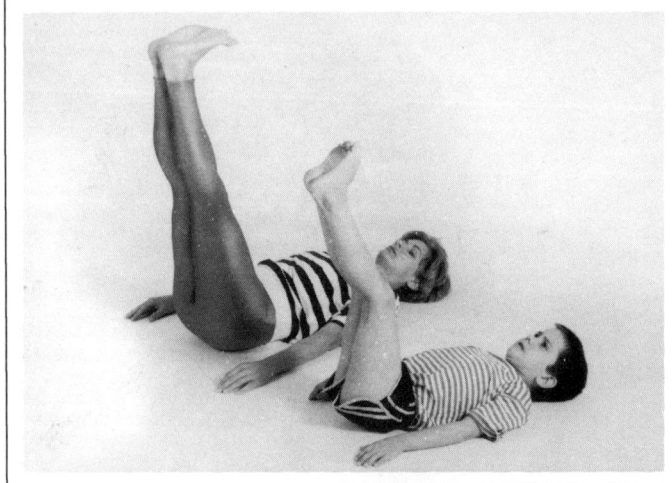

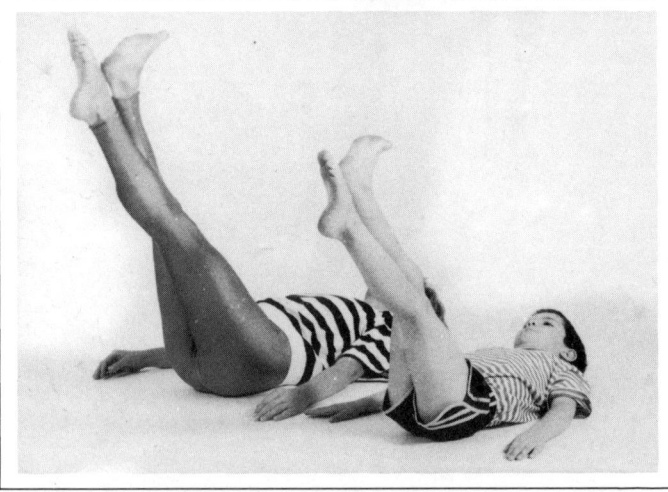

Ausgangsposition: Rückenlage, Beine gebeugt, Arme schräg
neben dem Körper
Bewegungsaufgabe: Die Füße parallel und entgegengesetzt krei-
sen
Belastung: 10 bis 15 Sekunden
Hauptwirkung: Verbessert die Beweglichkeit im Fußgelenk

81

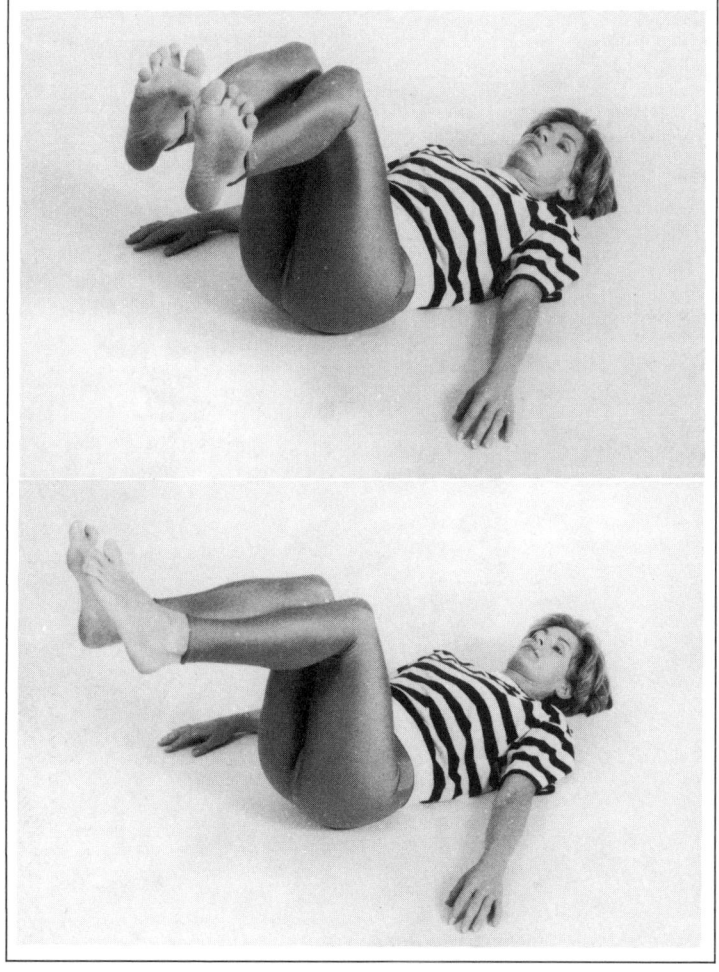

Sprungübungen

Ausgangsposition:	Grundstellung
Bewegungsaufgabe:	Schlußsprünge vorwärts mit schnellkräftigem Abdruck und federnder Landung
Belastung:	10 bis 15 Sprünge
Hauptwirkung:	Kräftigen und Dehnen der Zehen-, Fuß- und Beinmuskeln

82

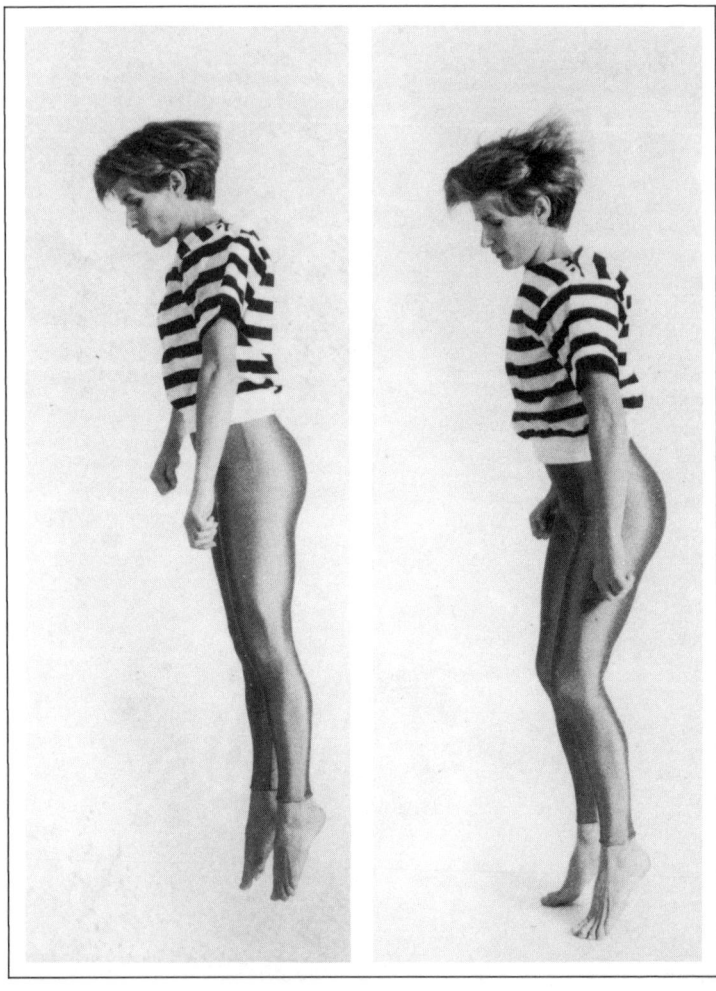

Ausgangsposition: Einbeinstand neben einer Linie
Bewegungsaufgabe: Sprünge seitwärts über die Linie mit
schnellkräftigem Absprung und federnder
Landung
Belastung: 8 Sprünge mit jedem Bein
Hauptwirkung: Kräftigung und Dehnung der Zehen-, Fuß-
und Beinmuskeln, verbessert die Beweg-
lichkeit im Fußgelenk

83

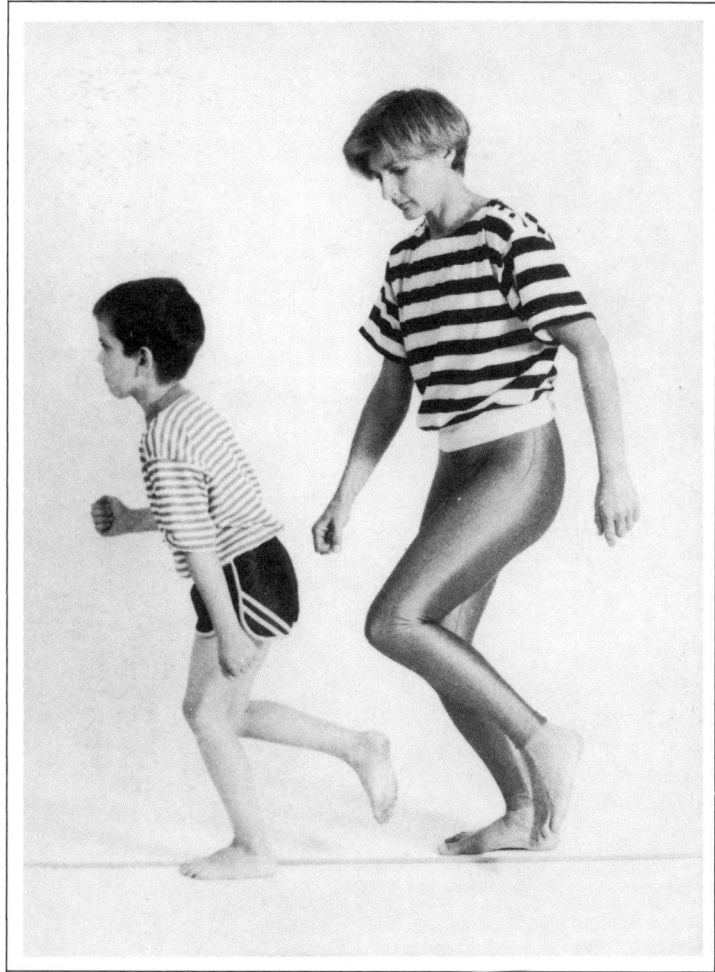

Sprungübungen

Ausgangsposition:	Einbeinstand vor einer Linie, Arme vor der Brust verschränkt
Bewegungsaufgabe:	Einbeinsprünge vor- und rückwärts über die Linie, dabei auf schnellkräftigen Absprung und federnde Landung konzentrieren
Belastung:	8 Sprünge mit jedem Bein
Hauptwirkung:	Kräftigt und dehnt die Zehen-, Fuß- und Beinmuskeln

84

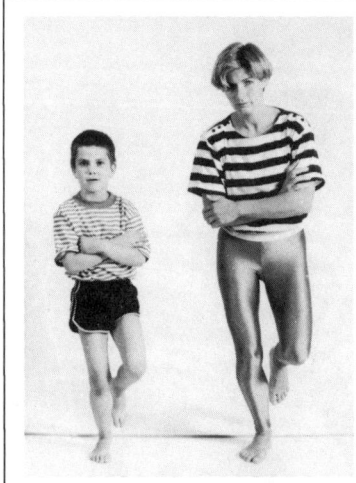

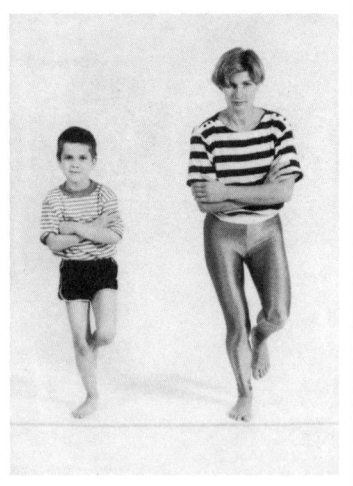

Ausgangsposition:	Schrittstellung vor einer markierten Zone
Bewegungsaufgabe:	Sprünge über die Zone und Landung auf dem Schwungbein, dabei auf starken Abdruck und federnde Landung achten
Belastung:	5 bis 10 Sprünge
Hauptwirkung:	Kräftigt und dehnt die Fuß- und Beinmuskeln

85

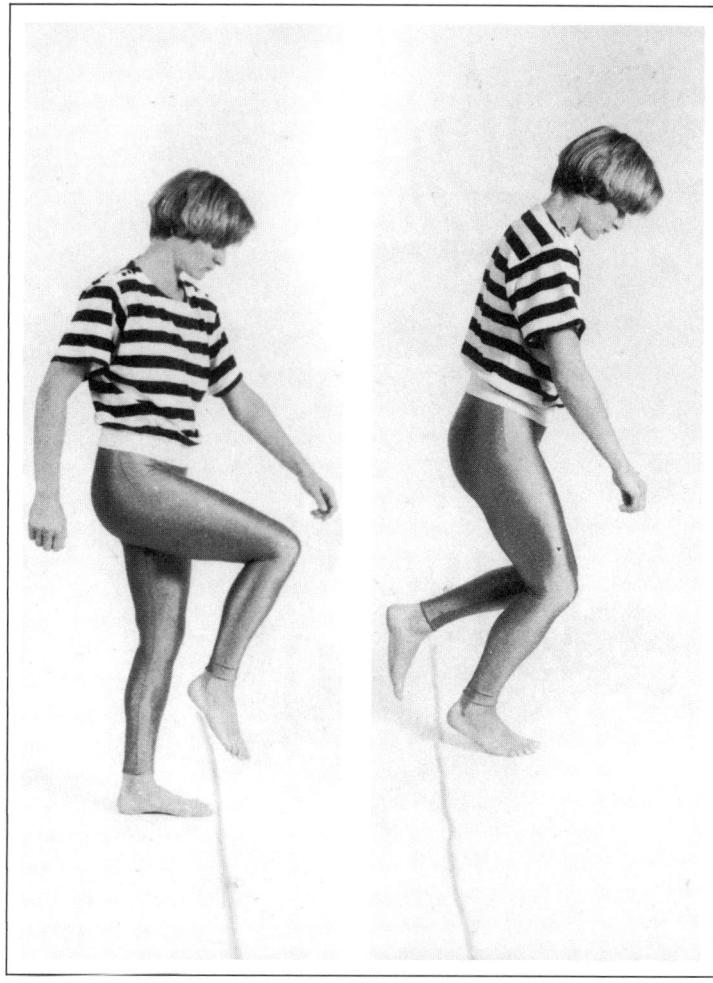

Sprungübungen

Ausgangsposition: Liegestütz vorlings, ein Bein angestellt
Bewegungsaufgabe: Wechselhüpfen, dabei das vordere Bein betont auf dem Ballen aufsetzen
Belastung: 10 bis 15 Wiederholungen
Hauptwirkung: Kräftigen und Dehnen der Fuß- und Beinmuskeln

86

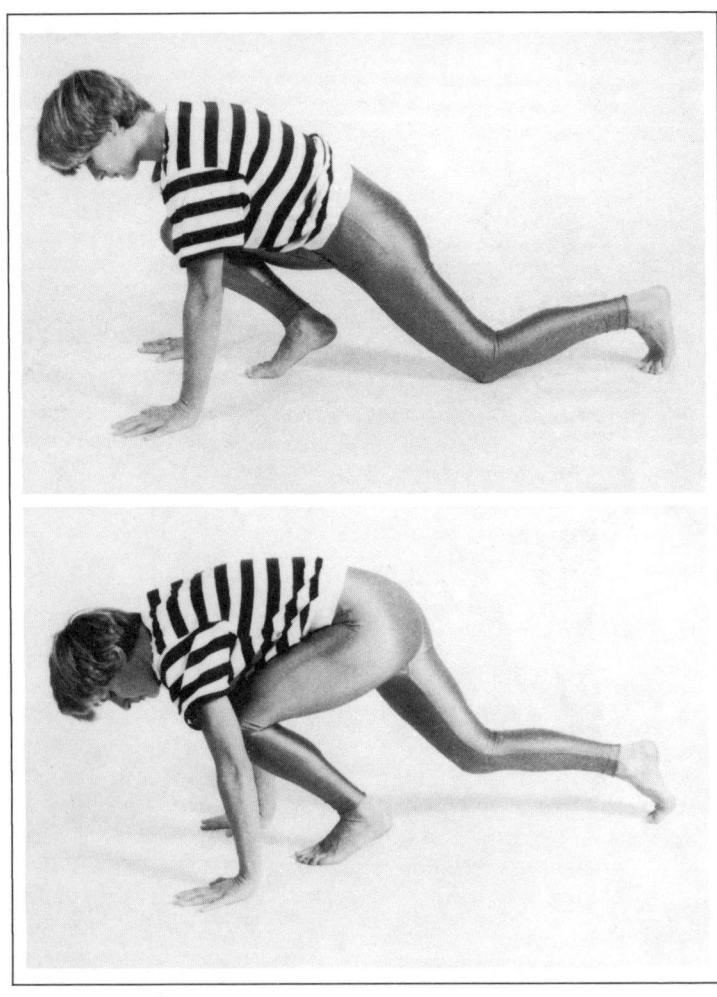

Ausgangsposition: Hock-Schrittstellung, Hände vorm vorderen Fuß auf dem Boden aufgestützt

Bewegungsaufgabe: Absprung nach vorn-oben, in der Luft einen Schritt absolvieren und Landung in der Ausgangsstellung (zuerst mit den Fußballen aufsetzen)

Belastung: 6 bis 8 Sprünge

Hauptwirkung: Kräftigung der Fuß- und Beinmuskeln

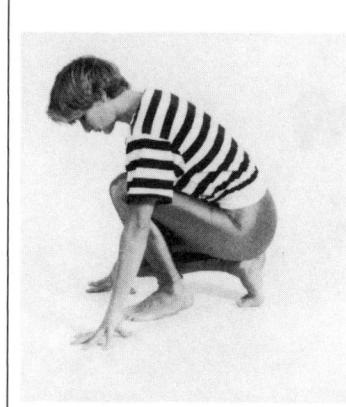

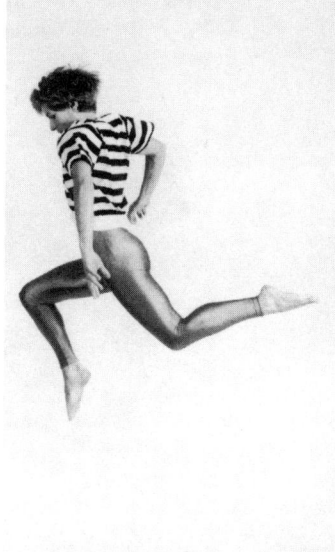

Sprungübungen

Ausgangsposition: Hockstand auf einer von mehreren „Inseln"
(z. B. Muster im Fußboden oder Matten)
Hände auf dem Boden aufgestützt
Bewegungsaufgabe: Schlußsprünge von einer „Insel" zur anderen
Belastung: 6 bis 8 Sprünge
Hauptwirkung: Kräftigt und dehnt die Fuß- und Beinmuskeln

88

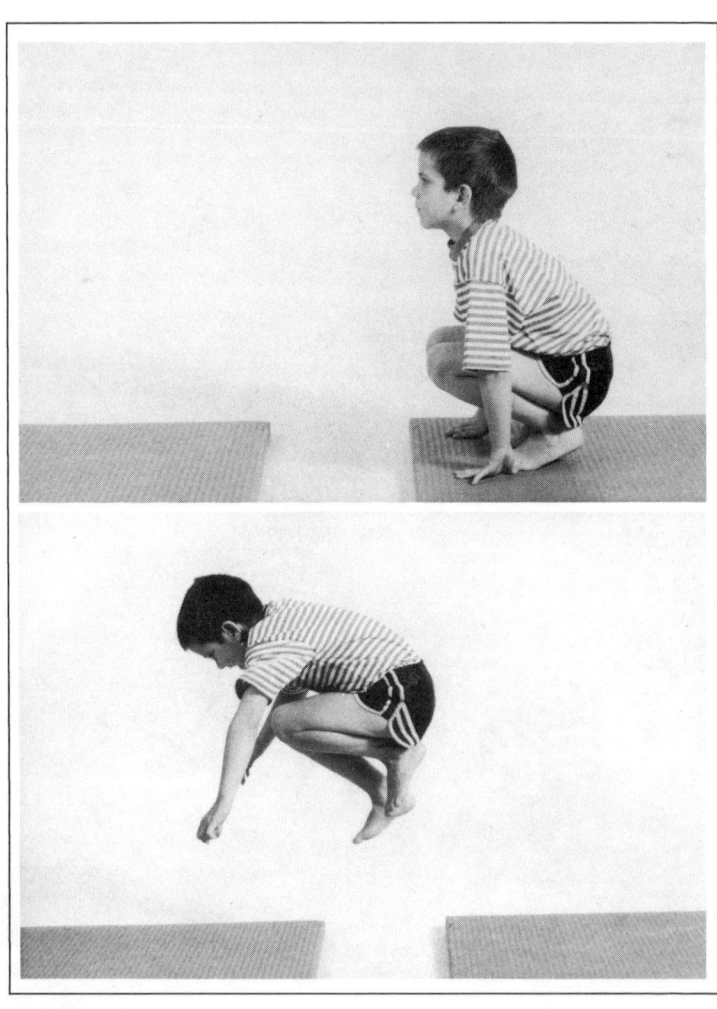

Ausgangsposition:	Grundstellung, Händen halten Sprungseil
Bewegungsaufgabe:	Überlaufen des Seils – jeder Schritt ein Seildurchschlag
Belastung:	10 bis 15 Sekunden
Hauptwirkung:	Kräftigt die Fuß- und Beinmuskeln

89

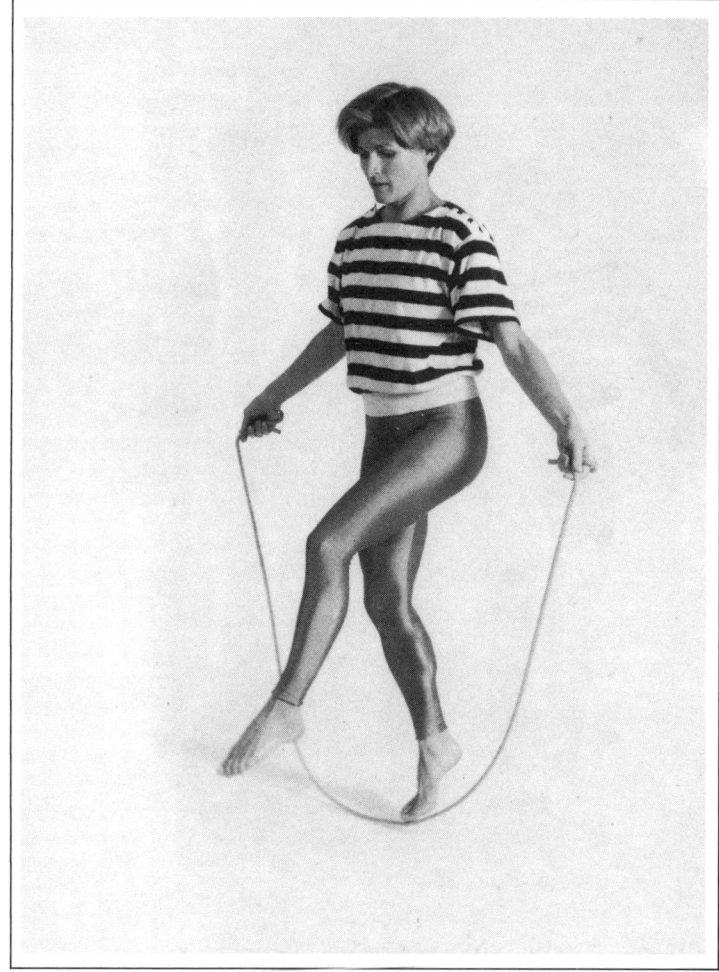

Sprungübungen

Ausgangsposition: Grundstellung
Bewegungsaufgabe: Schlußsprünge mit ¼ Drehung um die Kör-
perlängsachse, dabei auf schnellkräftigen
Fußabdruck und federnde Landung achten
Belastung: 8 bis 10 Sprünge
Hauptwirkung: Kräftigen der Fuß- und Beinmuskeln

90

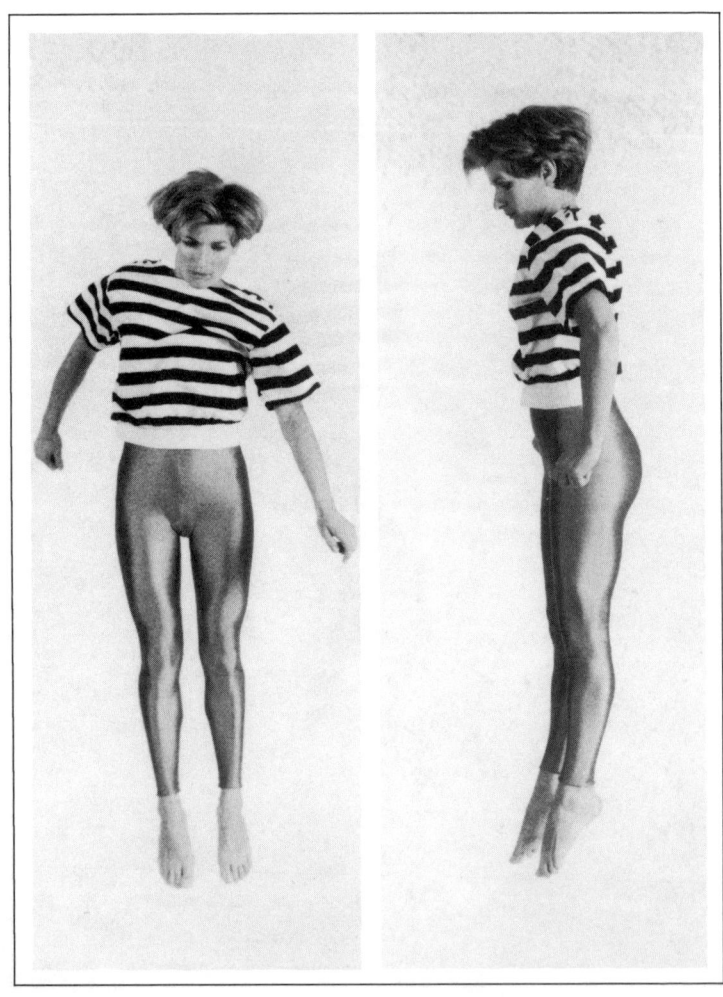

Ausgangsposition:	Grundstellung, Hände halten ein Sprungseil
Bewegungsaufgabe:	Einbeinsprünge übers Seil mit bewußt schnellkräftigem Abdruck der Füße und federnder Landung
Belastung:	5 bis 8 Sprünge mit jedem Bein
Hauptwirkung:	Kräftigt die Fuß- und Beinmuskeln

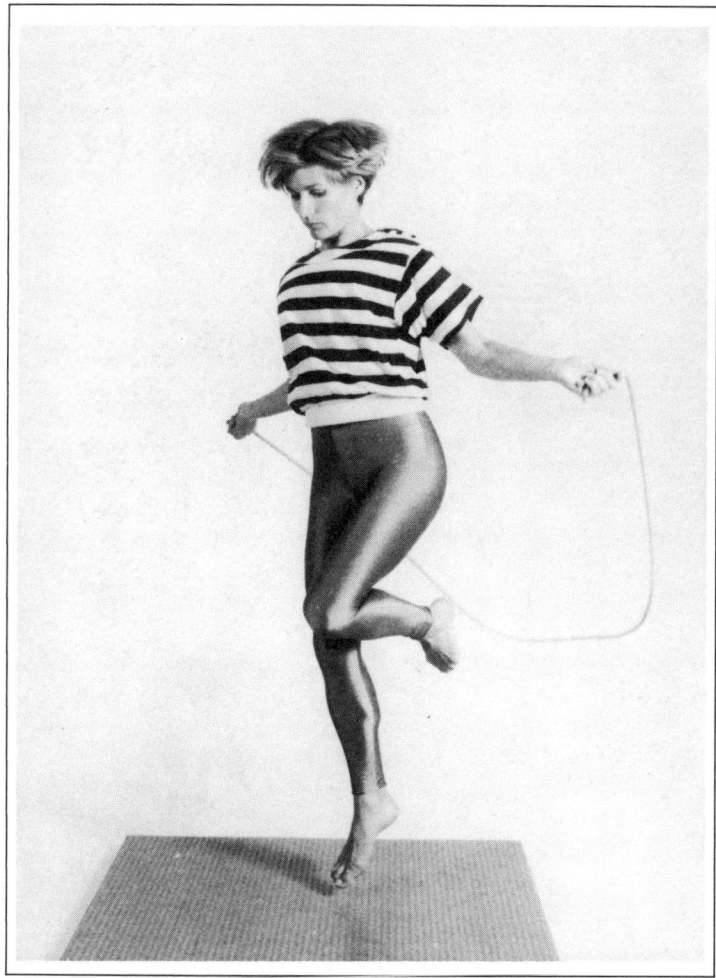

91

Sprungübungen

Ausgangsposition:	Hockstand, ein Sprungseil doppelt zusammengelegt in einer Hand
Bewegungsaufgabe:	Das Seil parallel zum Boden kreisen und Schlußsprünge über das Seil ausführen
Belastung:	6 bis 8 Sprünge
Hauptwirkung:	Kräftigung der Fuß- und Beinmuskeln

92

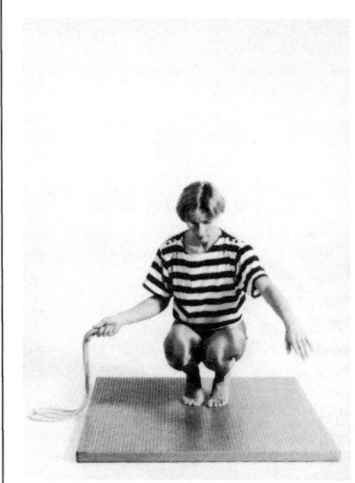

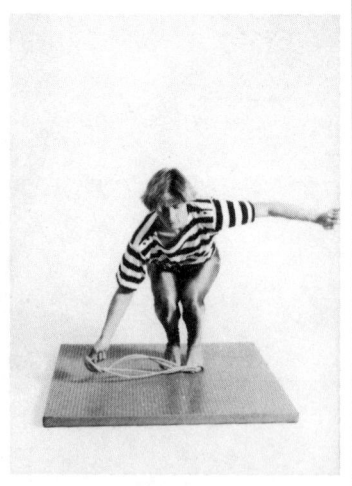

Ausgangsposition: Grundstellung, Seil schulterbreit mit beiden
Händen erfaßt
Bewegungsaufgabe: Hocksprünge vor und zurück über das Seil
Belastung: 6 bis 8 Sprünge
Hauptwirkung: Kräftigen der Fuß- und Beinmuskeln

93

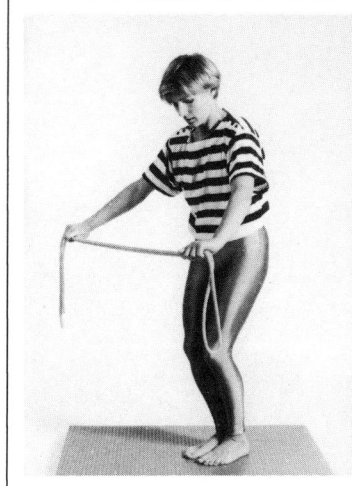

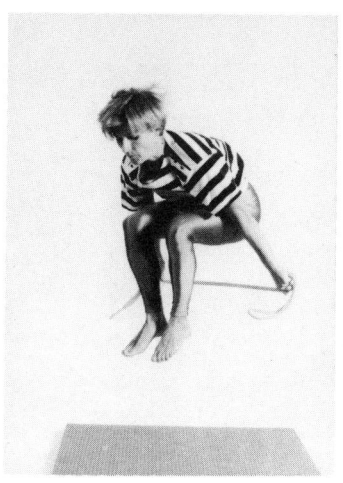

Sprungübungen

Ausgangsposition: Hockstand, das rechte Bein schräg nach vorn ausgestreckt, Arme vor dem Körper verschränkt

Bewegungsaufgabe: Abspringen, das rechte Bein anziehen, das linke strecken und auf dem rechten Bein landen usw. („Kosakentanz")

Belastung: 8 bis 10 Sprünge

Hauptwirkung: Kräftigung der Fuß- und Beinmuskeln

94

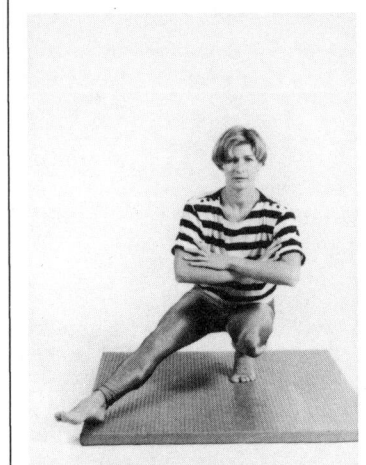

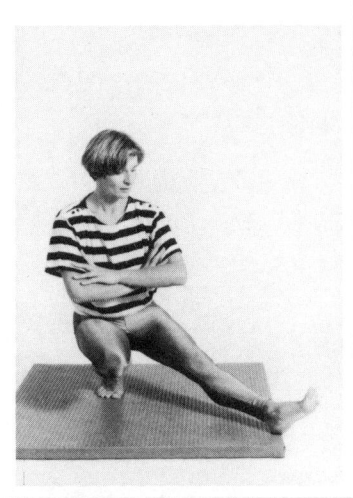

Ausgangsposition:	Stand, ein Fuß auf eine Stufe o. ä. aufgestellt
Bewegungsaufgabe:	Wechselsprünge, dabei auf starken Abdruck des aufgestellten Fußes und federnde Ballenlandung achten
Belastung:	10 bis 15 Sprünge
Hauptwirkung:	Kräftigt die Fuß- und Beinmuskeln

95

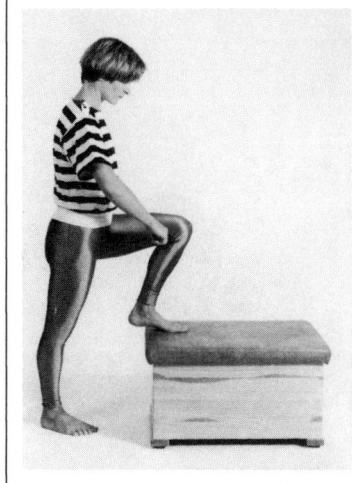

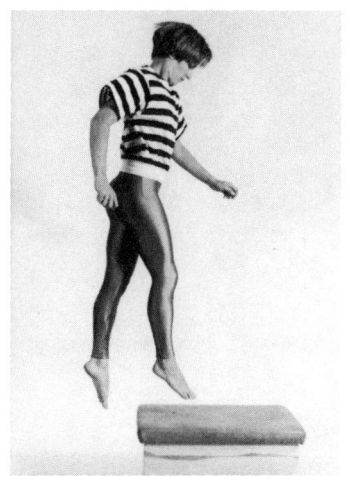

113

Sprungübungen

Ausgangsposition:	Grätschstand, zwischen den Beinen ein Hocker o. ä. (Standfestigkeit muß garantiert sein!)
Bewegungsaufgabe:	Auf- und Niedersprünge
Belastung:	8 bis 10 Sprünge
Hauptwirkung:	Kräftigung der Fuß- und Beinmuskeln

96

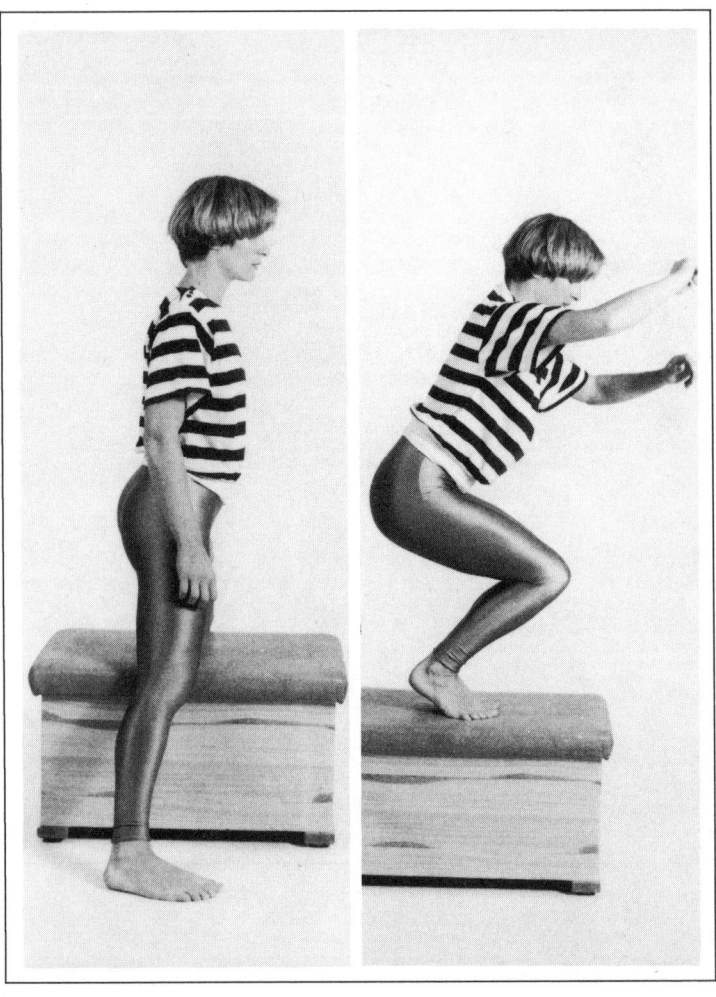

Ausgangsposition:	Hockstand vor einem Kasten o. ä., Hände aufgestützt
Bewegungsaufgabe:	Schlußsprünge auf den Kasten und wieder zurück, dabei auf kräftigen Ballenabdruck, Zehenstreckung in der Flugphase und federnde Landung achten
Belastung:	8 bis 10 Sprünge
Hauptwirkung:	Kräftigen und Dehnen der Fuß- und Beinmuskeln

97

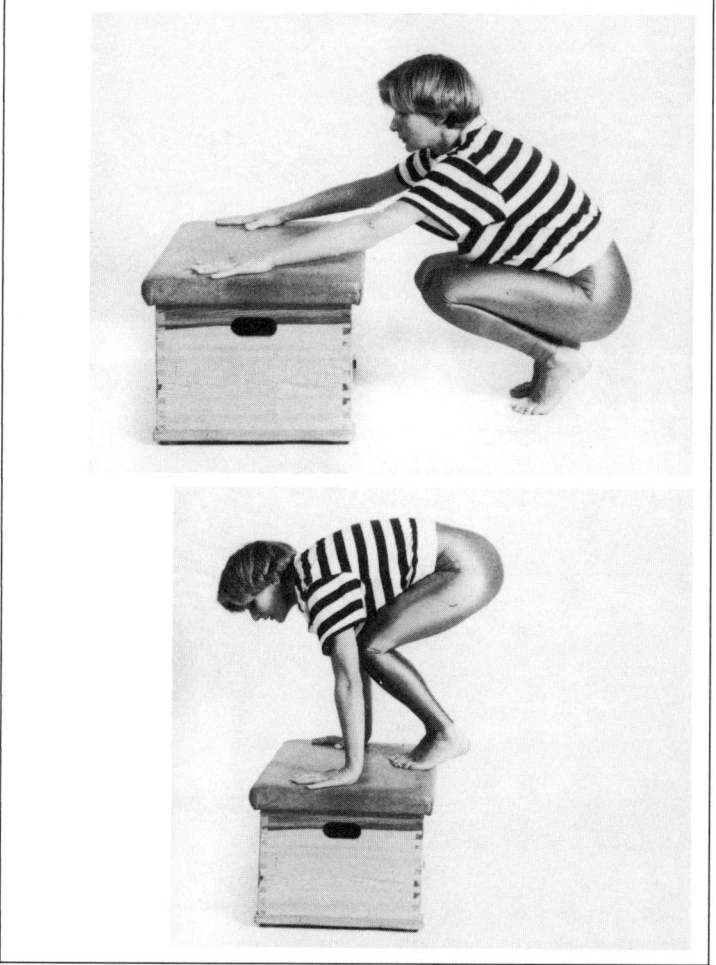

Sprungübungen

Ausgangsposition: Handstütz auf einem Hocker, Kasten o. ä.
Bewegungsaufgabe: Hockwenden über den Hocker mit bewußt
federnder Landung
Belastung: 8 bis 10 Sprünge
Hauptwirkung: Kräftigt die Fuß- und Beinmuskeln

98

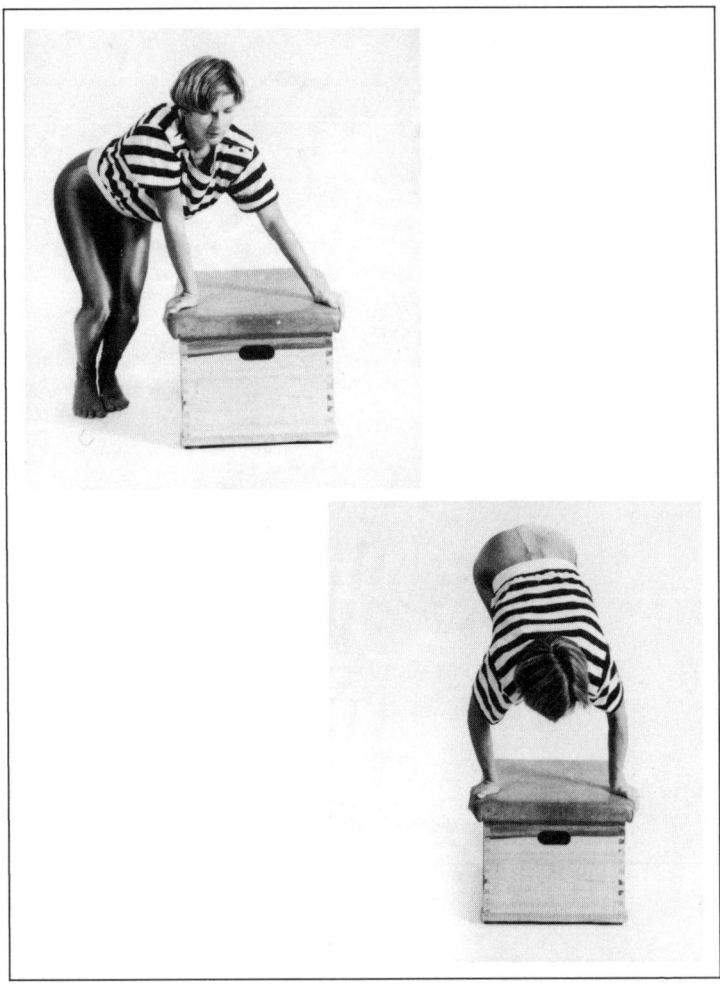

Ausgangsposition: Hockstand auf einem Hocker
Bewegungsaufgabe: Strecksprung vom Hocker; auf eine fe-
                    dernde Landung konzentrieren
Belastung: 6 bis 8 Sprünge
Hauptwirkung: Kräftigen der Fuß- und Beinmuskeln

99

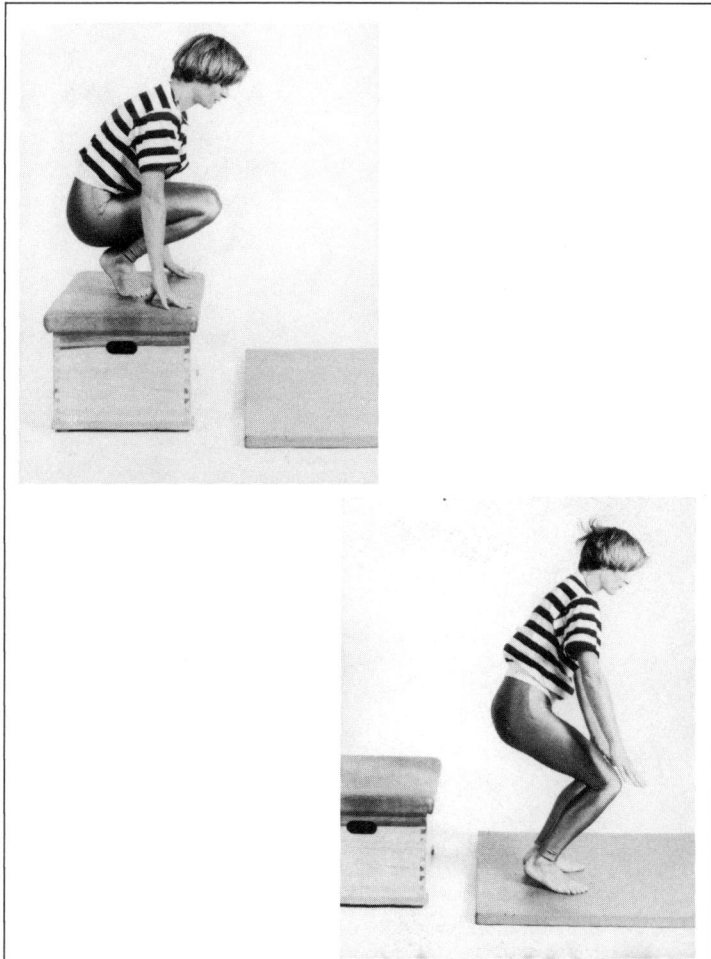

117

Sprungübungen

Ausgangsposition:	Hockstand
Bewegungsaufgabe:	Strecksprung mit halber Drehung; auf eine federnde Landung konzentrieren
Belastung:	6 bis 8 Sprünge
Hauptwirkung:	Kräftigung der Fuß- und Beinmuskeln

100

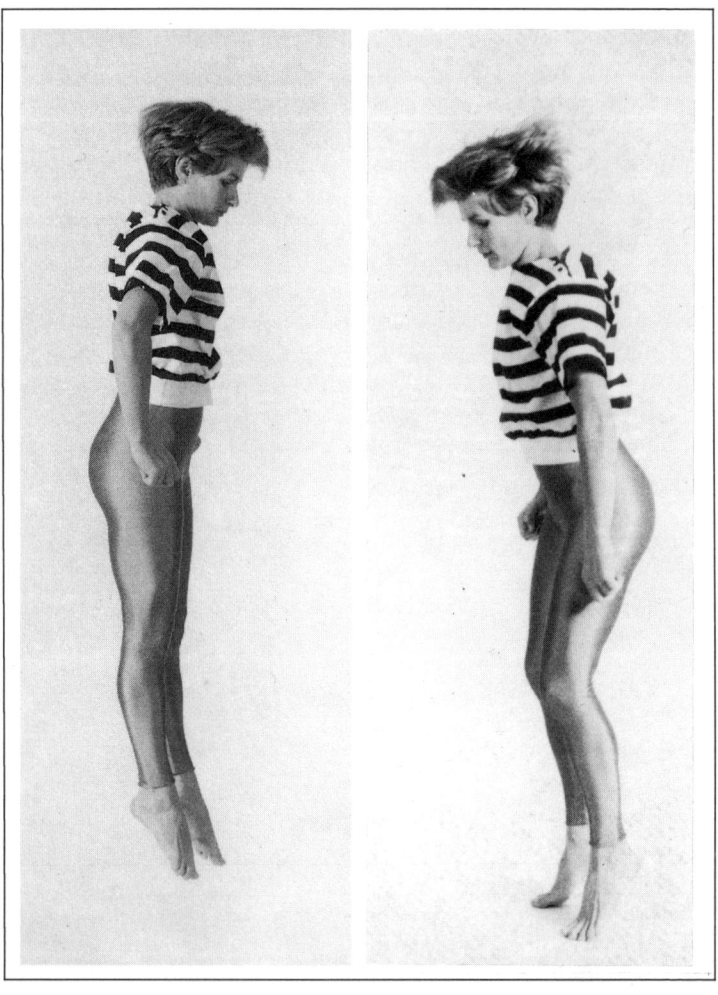

Programmbeispiele

Nachfolgend werden Ihnen acht Programme vorgestellt, die Sie gleichsam als Anregung ansehen sollten, sich selbst Übungsfolgen zusammenzustellen.

Die Programme 1 bis 4 sind für Erwachsene und die Programme 5 bis 6 für Kinder geeignet. Ideal für die ganze Familie: die Beispiele 7 und 8.

Je nach körperlicher Verfassung oder der zur Verfügung stehenden Zeit können Sie zwei bis drei Durchgänge eines Programms absolvieren. Dazwischen ist jedoch immer eine zwei- bis dreiminütige Entspannungspause einzulegen.

Programm 1
(etwas für den Morgen)

Übungs-folge	Nummer der Übung	Hauptwirkung
1.	*9*	Lockerung im Fußgelenk
2.	*60*	Dehnung und Kräftigung der Fuß- und Bein-muskeln
3.	*36*	Verbesserung der Beweglichkeit im Fußge-lenk, Dehnung und Kräftigung der Fuß- und Beinmuskeln
4.	*6*	Verbesserung der Beweglichkeit der Zehen, Kräftigung der Zehenmuskeln
5.	*8*	Sensibilisierung der Fußsohle
6.	*68*	Verbesserung der Beweglichkeit der Zehen, Kräftigung der Zehen- und Fußmuskeln
7.	*5*	Kräftigung der Zehen- und Fußmuskeln
8.	*9*	Lockerung im Fußgelenk

Anzahl der Durchgänge: 2
Pause zwischen den Durchgängen: 2 Minuten
Pause zwischen den Übungen: 10 Sekunden
Dauer der Gymnastik: 8 Minuten

Programm 2

(eine schnelle Pausengymnastik)

Übungs-folge	Nummer der Übung	Hauptwirkung
1.	31	Verbesserung der Beweglichkeit im Fußgelenk, Dehnung der Fuß- und Beinmuskeln
2.	25	Dehnung der Fuß- und Beinmuskeln, Verbesserung der Beweglichkeit im Fußgelenk
3.	40	Verbesserung der Beweglichkeit der Zehen, Dehnung und Kräftigung der Fußmuskeln
4.	45	Dehnung und Kräftigung der Zehen-, Fuß- und Beinmuskeln
5.	65	Verbesserung der Beweglichkeit im Fußgelenk, Kräftigung und Dehnung der Zehen-, Fuß- und Beinmuskeln
6.	8	Sensibilisierung der Fußsohle

Anzahl der Durchgänge: 2
Pause zwischen den Durchgängen: 1 Minute
Pause zwischen den Übungen: 10 Sekunden
Dauer der Gymnastik: 8 Minuten

Programm 3
(nach Arbeitsschluß; für Anfänger)

Übungs-folge	Nummer der Übung	Hauptwirkung
1.	78	Dehnung und Kräftigung der Zehen- und Fußmuskeln, Verbesserung der Beweglichkeit im Fußgelenk
2.	77	Sensibilisierung des Fußballens, Kräftigung der Zehen-, Fuß- und Beinmuskeln
3.	38	Dehnung der Fuß- und Beinmuskeln
4.	54	Kräftigung der Zehen- und Fußmuskeln
5.	14	Verbesserung der Begweglichkeit der Zehen und im Fußgelenk, Kräftigung der Zehen-, Fuß- und Beinmuskeln
6.	89	Kräftigung der Fuß- und Beinmuskeln
7.	81	Verbesserung der Beweglichkeit im Fußgelenk
8.	42	Kräftigung der Fuß- und Beinmuskeln
9.	15	Verbesserung der Beweglichkeit der Zehen, Kräftigung der Zehen- und Fußmuskeln
10.	9	Lockerung im Fußgelenk

Anzahl der Durchgänge: 2
Pause zwischen den Durchgängen: 2 Minuten
Pause zwischen den Übungen: 15 Sekunden
Dauer der Gymnastik: 15 bis 20 Minuten

Programm 4

(nach Arbeitsschluß; für Fortgeschrittene)

Übungs-folge	Nummer der Übung	Hauptwirkung
1.	*8*	Sensibilisierung der Fußsohle
2.	*6*	Kräftigung der Zehenmuskeln, Verbesserung der Beweglichkeit der Zehen
3.	*36*	Verbesserung der Beweglichkeit im Fußgelenk, Dehnung und Kräftigung der Fuß- und Beinmuskeln
4.	*55*	Dehnung und Kräftigung der Fuß- und Beinmuskeln
5.	*53*	Kräftigung und Dehnung der Zehen-, Fuß- und Beinmuskeln
6.	*34*	Kräftigung der Fuß- und Beinmuskeln
7.	*9*	Lockerung im Fußgelenk
8.	*93*	Kräftigung und Dehnung der Fuß- und Beinmuskeln
9.	*62*	Sensibilisierung des Fußes, Verbesserung der Beweglichkeit im Fußgelenk
10.	*94*	Kräftigung und Dehnung der Fuß- und Beinmuskeln
11.	*46*	Dehnung und Kräftigung der Zehen-, Fuß- und Beinmuskeln
12.	*80*	Verbesserung der Beweglichkeit im Fußgelenk

Anzahl der Durchgänge: 2
Pause zwischen den Durchgängen: 3 Minuten
Pause zwischen den Übungen: 15 Sekunden
Dauer der Gymnastik: 20 bis 25 Minuten

Programm 5

(ein Anfang für die Jüngsten)

Übungs-folge	Nummer der Übung	Hauptwirkung
1.	9	Lockerung im Fußgelenk
2.	2	Verbesserung der Spreizfähigkeit der großen Zehen
3.	21	Kräftigung der Zehen- und Fußmuskeln, Verbesserung der Beweglichkeit der Zehen
4.	66	Kräftigung und Dehnung der Zehen-, Fuß- und Beinmuskeln
5.	19	Kräftigung der Zehen- und Fußmuskeln, Verbesserung der Beweglichkeit der Zehen
6.	33	Dehnung und Kräftigung der Fuß- und Beinmuskeln
7.	29	Verbesserung der Beweglichkeit der Zehen und im Fußgelenk, Dehnung der Fuß- und Beinmuskeln
8.	7	Verbesserung der Beweglichkeit der Zehen, Kräftigung der Zehenmuskeln

Anzahl der Durchgänge: 2
Pause zwischen den Durchgängen: 2 Minuten
Pause zwischen den Übungen: 10 Sekunden
Dauer der Gymnastik: 10 bis 15 Minuten

Programm 6

(nach der Schule, für Fortgeschrittene)

Übungs-folge	Nummer der Übung	Hauptwirkung
1.	36	Dehnung und Kräftigung der Fuß- und Bein-muskeln, Verbesserung der Beweglichkeit im Fußgelenk
2.	81	Verbesserung der Beweglichkeit im Fußge-lenk
3.	63	Dehnung und Kräftigung der Zehen-, Fuß- und Beinmuskeln
4.	50	Dehnung und Kräftigung der Zehen-, Fuß- und Beinmuskeln
5.	39	Dehnung und Kräftigung der Zehen-, Fuß- und Beinmuskeln, Verbesserung der Beweglich-keit der Zehen
6.	80	Verbesserung der Beweglichkeit im Fußge-lenk, Dehnung und Kräftigung der Fuß- und Beinmuskeln
7.	14	Dehnung und Kräftigung der Zehen-, Fuß- und Beinmuskeln, Verbesserung der Beweglich-keit der Zehen und im Fußgelenk
8.	43	Kräftigung der Zehen- und Fußmuskeln
9.	54	Kräftigung der Zehen- und Fußmuskeln
10.	31	Verbesserung der Beweglichkeit im Fußge-lenk, Dehnung der Fuß- und Beinmuskeln

Anzahl der Durchgänge: 2 bis 3
Pause zwischen den Durchgängen: 2 bis 3 Minuten
Pause zwischen den Übungen: 10 bis 15 Sekunden
Dauer der Gymnastik: 15 bis 20 Minuten

Programm 7
(Familienprogramm für Anfänger)

Übungs-folge	Nummer der Übung	Hauptwirkung
1.	9	Lockerung im Fußgelenk
2.	32	Dehnung und Kräftigung der Fuß- und Bein-muskeln
3.	56	Sensibilisierung der Fußsohle, Verbesserung der Beweglichkeit im Fußgelenk
4.	48	Dehnung und Kräftigung der Zehen-, Fuß- und Beinmuskeln
5.	83	Dehnung und Kräftigung der Zehen-, Fuß- und Beinmuskeln, Verbesserung der Beweglich-keit im Fußgelenk
6.	69	Dehnung und Kräftigung der Zehen-, Fuß- und Beinmuskeln
7.	62	Sensibilisierung des Fußes, Verbesserung der Beweglichkeit im Fußgelenk
8.	80	Dehnung und Kräftigung der Zehen-, Fuß- und Beinmuskeln, Verbesserung der Beweglich-keit im Fußgelenk

Anzahl der Durchgänge: 2
Pause zwischen den Durchgängen: 3 Minuten
Pause zwischen den Übungen: 15 Sekunden
Dauer der Gymnastik: 10 bis 15 Minuten

Programm 8

(Familienprogramm für Fortgeschrittene)

Übungs-folge	Nummer der Übung	Hauptwirkung
1.	9	Lockerung im Fußgelenk
2.	2	Verbesserung der Spreizfähigkeit der großen Zehen
3.	68	Kräftigung der Zehen- und Fußmuskeln, Verbesserung der Beweglichkeit der Zehen
4.	55	Dehnung und Kräftigung der Fuß- und Beinmuskeln
5.	23	Kräftigung der Zehen-, Fuß- und Beinmuskeln, Verbesserung der Beweglichkeit der Zehen
6.	51	Dehnung und Kräftigung der Zehen-, Fuß- und Beinmuskeln
7.	84	Kräftigung und Dehnung der Zehen-, Fuß- und Beinmuskeln
8.	45	Dehnung und Kräftigung der Zehen-, Fuß- und Beinmuskeln
9.	64	Dehnung und Kräftigung der Fuß- und Beinmuskeln
10.	26	Sensibilisierung der Fußsohle, Dehnung und Kräftigung der Fuß- und Beinmuskeln

Anzahl der Durchgänge: 2 bis 3
Pause zwischen den Durchgängen: 2 bis 3 Minuten
Pause zwischen den Übungen: 15 Sekunden
Dauer der Gymnastik: 15 bis 20 Minuten

KLAUS-JÜRGEN HEMPEL/HANS-HENNING OHLERT

Gymnastik für den Rücken

77 Seiten, 114 Fotos, Broschur, ISBN 3-328-00416-5

Herr Doktor, ich hab's so im Kreuz! – Diese Klage von Patienten bekommt der Arzt besonders häufig in seiner Sprechstunde zu hören. Er verordnet Massagen, Bäder, schmerzstillende Mittel, Einlagen oder auch Extentionen. „Sie müssen Ihre Rumpfmuskulatur kräftigen, damit die Wirbelsäule entlastet wird", fügt er allenfalls noch hinzu. Wer diese Mahnung ernst nimmt, wird es nicht bereuen. Noch besser ist es, Rückenbeschwerden erst gar nicht entstehen zu lassen.

Die 55 Übungen stellen eine praktische Hilfe für jeden dar. Sie sind dank der vielen instruktiven Fotos leicht verständlich und nachvollziehbar. Auf theoretische Abhandlungen wurde verzichtet. In diesem Sinne ist das Buch eigentlich kein „Lesestoff", sondern hat mehr Rezeptcharakter, bietet Hilfe zur Selbsthilfe.

Die vorgeschlagenen Übungsprogramme sind sinnvoll und damit besonders effektiv zusammengestellt. Ebenso wichtig wie das regelmäßige Üben sind allerdings gesunde Bewegung und Körperhaltung im Alltag. Dazu gibt es anschauliche Tips.

Bestellungen richten Sie bitte an Ihre Buchhandlung.

SPORTVERLAG GmbH
Neustädtische Kirchstraße 15 · O-1080 Berlin